临床护理案例分析
外科护理技能

主　编　张燕京

副主编　刘　颖

编　者　（按姓氏笔画排序）

　　　　王　爽　北京卫生职业学院

　　　　刘　颖　首都医科大学附属鼓楼中医医院

　　　　沈建英　北京市第六医院

　　　　张燕京　北京卫生职业学院

　　　　陈明昌　首都医科大学附属复兴医院

　　　　崔丽娟　北京卫生职业学院

人民卫生出版社

图书在版编目(CIP)数据

临床护理案例分析. 外科护理技能 / 张燕京主编 .
—北京:人民卫生出版社,2015
ISBN 978-7-117-20994-6

I. ①临… II. ①张… III. ①外科学 – 护理学 – 病案
IV. ①R47

中国版本图书馆 CIP 数据核字(2015)第 144878 号

人卫社官网	www.pmph.com	出版物查询,在线购书
人卫医学网	www.ipmph.com	医学考试辅导,医学数据库服务,医学教育资源,大众健康资讯

临床护理案例分析
外科护理技能

主　　编:张燕京
出版发行:人民卫生出版社(中继线 010-59780011)
地　　址:北京市朝阳区潘家园南里 19 号
邮　　编:100021
E - mail: pmph @ pmph.com
购书热线:010-59787592　010-59787584　010-65264830
印　　刷:北京中新伟业印刷有限公司
经　　销:新华书店
开　　本:850×1168　1/32　印张:8
字　　数:200 千字
版　　次:2015 年 7 月第 1 版　2015 年 7 月第 1 版第 1 次印刷
标准书号:ISBN 978-7-117-20994-6/R·20995
定　　价:28.00 元

打击盗版举报电话:010-59787491　E-mail: WQ @ pmph.com
(凡属印装质量问题请与本社市场营销中心联系退换)

前　言

　　实践教学环节是护理专业教学中的重要组成部分,将理论与实践相结合是护理专业学生能力培养的重要环节。本书本着"以人为本"的服务理念,通过对病人实施整体护理,将所学理论知识和技能运用于实践,强调以能力为本位,以护士岗位需要和护士执业标准为依据,突出能力培养,符合护理专业学生的认知水平,接近临床,满足护士执业资格考试的需要。

　　本书内容丰富,特色鲜明,突出实践,重在应用,充分体现了职业教育的特点。充分运用临床外科护理中的常见案例进行分析,通过案例中的护理技能对患者实施整体护理,使学生掌握该技能的护理操作与护理理论,提高学生的综合能力,同时配合模拟护士资格考试的相应习题来巩固知识要点,使之胜任临床工作的同时也有助于护士资格考试的通过。整个过程中将知识与技能有机整合在学生实践的过程中,内容符合临床岗位需要,突出了教学与实践岗位的对接。

　　本书的编者包括行业专家及高校护理教师,在编写过程中尽管做了最大努力,但难免有疏漏之处。在此恳请广大教师和学生提出宝贵意见。

张燕京

2015 年 5 月

目　录

目 录

第一章

休克护理实践

项目一 典型案例分析

案例 休克患者的护理

> 董女士,40岁,因车祸致脾破裂入院。入院后查体:体温:37.8℃,血压:55/30mmHg,脉搏:124次/分,呼吸:26次/分。测中心静脉压0.40kPa,动脉采血做血气分析,氧分压7.0kPa和血氧饱和度68%均低,静脉采血血红蛋白低于正常。患者烦躁不安,皮肤苍白,四肢湿冷。给予输血及脾修补术等治疗。

请讨论:

1. 目前该患者主要存在的护理问题是什么?

2. 应采取哪些护理措施?

分析:

1. 主要存在的护理问题

（1）液体不足:与大量失血有关。

（2）组织灌注量改变:与大量失血引起循环血容量不足所致的心、肺、脑、肾及外周组织血流量减少有关。

（3）气体交换受损:与心排血量减少有关。

（4）有受伤的危险:与烦躁不安有关。

（5）焦虑:与病情严重,担心疾病预后有关。

2. 护理措施

（1）一般护理

1）保持呼吸道通畅：观察呼吸形态，了解缺氧程度，病情许可时，鼓励患者做深、慢呼吸及有效咳嗽。协助患者做双上肢运动，促进肺的扩张，改善缺氧状况。遵医嘱给予吸氧，及时清除气道分泌物。昏迷患者，头应偏向一侧，或置于通气管，以免舌后坠引起误吸。

2）休克体位：将患者的头和躯干抬高 20°~30°，下肢抬高 15°~20°，以增加回心血流及改善脑血流。

3）抗休克裤的使用：抗休克裤充气后在腹部与腿部加压，回心血量增加，改善组织灌流，同时可以控制腹部出血。

4）记录出入量：输液时，尤其在抢救过程中，有专人准确记录输入液体的种类、数量、时间、速度等，并详细记录 24 小时出入量以作为后续治疗的依据。

（2）病情观察

1）每 15~30 分钟测量体温、脉搏、呼吸、血压一次。

2）观察患者精神状态，如患者表情淡漠、不安、谵妄或嗜睡、昏迷，提示脑组织血液灌流不良。

3）监测尿量：尿量维持在 30ml/h 以上时，提示休克已纠正。

4）监测中心静脉压（CVP）：中心静脉压可反映全身血容量与右心功能之间的关系。CVP 正常值为 0.49~0.98kPa（5~10cmH$_2$O）。当 CVP 小于 0.49kPa（5cmH$_2$O）时，提示血容量不足，CVP 高于 1.47kPa（15cmH$_2$O）时，提示心功能不全、肺循环阻力增高。

5）动脉血气分析：动脉血氧分压（PaO$_2$）正常值为 10.7~13kPa（80~100mmHg）。当 PaO$_2$ 低于 8.0kPa（60mmH$_2$O）吸入纯氧仍无改善则提示可能是急性呼吸窘迫综合征（ARDS）的先兆。

（3）治疗护理

1）建立静脉通路：迅速建立 1~2 条静脉输液通路，如肥胖或周围血管萎陷患者静脉穿刺困难时,应立即行中心静脉插管,同时监测 CVP。

2）合理补液:患者一般先快速输入晶体液,如生理盐水、平衡盐溶液、葡萄糖溶液,以增加回心血流和心搏出量,再输胶体液,如全血、血浆、白蛋白,以减少晶体液渗入血管外第三间隙。根据血液动力学监测情况调整输液速度(表 1-1)。

3）血管活性药物的应用:为提升血压,改善微循环,应用血管活性药物。应用过程中,应监测血压的变化,及时调整输液速度,预防血压骤降引起不良的后果。使用时,从低浓度、慢速度开始,每 5~10 分钟测量一次血压。血压平稳后每 15~30 分钟测量一次,并按药物浓度严格控制滴数。严防药物外渗。血压平稳后,逐渐降低药物浓度,减慢速度后撤除,防止突然停药引起不良反应。

4）强心药物的使用:对于有心功能不全的患者,应遵医嘱给予增强心肌功能的药物,一般将毛花苷 C 0.2~0.4mg 加入 25% 葡萄糖溶液 20ml 内缓慢静脉推注。用药过程中,注意观察心律变化及药物的副作用。

（4）病因治疗及护理:迅速进行术前准备,备血,输血,进行脾修补术。术后继续抗休克治疗护理。

（5）对症护理

1）保持正常体温,密切观察体温变化。休克患者体温降低,应给予保暖。可采用盖棉被、羊毛毯等措施,也可通过调节室温升高体温(一般室温以 20℃ 左右为宜)。切忌应用热水袋、电热毯等进行体表加温,以防皮肤血管扩张后使心、肺、脑、肾等重要器官的血流灌注进一步减少。休克患者高热时,应给予物理降温,必要时采取药物降温。

2）改善缺氧状况,遵医嘱给予吸氧,必要时配合医生进行气管插管或气管切开,以及使用呼吸机辅助呼吸,加强相应护理。

（6）预防并发症

1）预防感染:严格执行无菌技术操作规程;遵医嘱全身应用有效抗生素;协助患者咳嗽和咳痰。

2）预防意外损伤:对于烦躁或神志不清的患者,应加床档以防坠床,输液肢体用夹板固定,必要时,四肢用约束带固定于床旁。

表1-1 中心静脉压与补液的关系

CVP	BP	原因	处理原则
低	低	血容量严重不足	加速补液速度
低	正常	血容量不足	适当补液
高	低	心功能不全或血容量相对过多	给强心药,纠酸中毒、舒张血管
高	正常	容量血管过度收缩	舒张血管
正常	低	心功能不全或血容量不足	补液试验*

* 补液试验:取等渗盐水250ml,于5~6分钟内经静脉滴入,如血压升高,而CVP不变,提示血容量不足;若血压不变而CVP升高0.29~0.49kPa（3~5cmH_2O）,则提示心功能不全。

项目二 护理技术操作详解

操作1 中心静脉置管术

中心静脉穿刺置管术是经体表穿刺至相应的静脉,插入各种导管至大血管腔内或心腔。

【目的】

测定各种生理学参数,同时也可为各种治疗提供直接便利的通路,是重症病房、大手术和救治危重病员不可缺少的手段。

【适应证】

1. 中心静脉压监测的患者。

2. 需全肠外营养术的患者。

3. 需输入高浓度刺激性强的药物的患者。

4. 需长期静脉输液而周围静脉血管塌陷、纤细、硬化、脆弱不易穿刺的患者。

【禁忌证】

1. 广泛上腔静脉系统血栓形成。

2. 穿刺局部有感染。

3. 凝血功能障碍。

4. 不合作,躁动不安的患者。

【操作前准备】

1. 护士准备　衣帽整洁,七步洗手,戴口罩,查对医嘱。

2. 患者准备　了解中心静脉置管术目的、方法及配合要点。

3. 用物准备　按医嘱备好液体、常规静脉输液用品、肝素帽、切口膜(透明敷料)、胶带、无菌纱布等。

【操作程序】

1. 核对解释　核对患者,向患者或家属解释中心静脉置管术的目的、方法。

2. 消毒评估　中心静脉置管下方垫一次性垫巾,左手按压皮肤,右手揭去切口膜(透明敷料),评估穿刺点有无红肿、异常,无红肿及脓性分泌物的患者,用复合碘消毒 2 遍,待干。

3. 更换敷料　取出切口膜(透明敷料),揭开后平整贴于静脉置管处。

4. 准备液体　按输液的方法准备液体;备好的液体排气后接头皮针,并排净头皮针内的气体。

5. 连接液体　常规消毒肝素帽;将头皮针垂直刺入肝素帽中央;打开输液器调节,根据医嘱及病情需要调整输液速度。

6. 胶布固定　取胶布固定头皮针及输液管,防止头皮针与肝素帽脱离。

7. 观察记录　定时观察静脉置管部位及输液情况,及时更换液体。记录置管局部情况和液体输入情况。

8. 封管　输液完毕时,用注射器抽取 5ml 肝素封管液封管,先将头皮针缓慢拔出至针头位于肝素帽内。接抽有封管液的注射器,推注封管液,剩 0.5ml 时,边推边完全拔出头皮针,确保导管内充满封管液。也可以直接用可来福接头正压封管。

9. 拔管消毒　中心静脉置管输液结束后,轻缓地将导管拔出(拔管时注意不要用力过度)。常规消毒穿刺处,并用无菌辅料覆盖,以免发生感染。

【操作后护理】

1. 整理用物,按医用垃圾处理用物。

2. 整理床单位,协助患者采取舒适体位。

3. 洗手,记录。

【注意事项】

1. 操作前认真检查所备物品的质量,包括:包装是否完整、生产日期及有效日期。

2. 严格无菌技术操作,每天更换输液器。静脉用药时,应常规取复合碘棉签消毒肝素帽 2 遍。肝素帽应每周更换 1 次。

3. 密切观察输液速度及剩余液体情况,及时更换,防止液体走空。

4. 要经常检查中心静脉置管的固定是否牢固,一旦有松动,要立即重新固定。

5. 按要求消毒穿刺点,更换无菌敷料。如用无菌纱布敷料覆盖穿刺处,应每天更换 1 次,更换时应按常规进行穿刺点消毒,用无菌纱布敷料覆盖,并用胶布将纱布四周粘贴封闭。用无菌切口膜(透明敷料)覆盖时,穿刺置管后第 1 个 24 小时更换 1 次敷料,以免导管脱出。如果出现辅料潮湿、被污染或不密封应随时更换。

6. 更换中心静脉置管敷料后应记录更换的日期、时间,操作护士签名。

7. 提倡用可来福接头封管。如用液体封管时,封管液中每毫升生理盐水中应含肝素 125U,还可以直接用生理盐水封管。封管液应置 0~4℃冰箱内保存,保存时间不超过 24 小时。

8. 注意掌握封管液的用量,生理盐水:5~10ml/ 次。稀释的肝素液:2~5ml/ 次。注意观察直观局部有无红肿、异常。如有红肿,应取分泌液做细菌培养。

9. 中心静脉置管拔出时,应留取导管内液体或剪下导管尖端 1cm 段做细菌培养。

操作2　中心静脉压的测量

【目的】监测中心静脉压的指标;反映血容量、静脉回心血量、右心室充盈压力、心脏功能,评价机体循环功能;提供临床治疗依据。

【适应证】

1. 监测血容量的动态变化,如大手术、大量输血、补液时,防止发生循环负荷过重。

2. 鉴别血容量不足或心功能不全;鉴别肾前因素或肾性因素。

【禁忌证】无绝对禁忌证。

【操作前准备】

1. 护士准备　衣帽整洁,七步洗手,戴无菌口罩。

2. 患者准备　了解中心静脉压测量目的、方法及配合要点;主动配合。

3. 用物准备　治疗盘、中心静脉导管、延长管、注射器,中心静脉测压管,输液管,三通等。

【操作程序】

1. 核对评估　核对患者,向患者或家属解释中心静脉压测量的目的、方法。评估患者病情;评估患者穿刺部位有无红肿,有无渗液等;静脉输液是否通畅。

2. 安置卧位　患者取平卧位。

3. 连接三通　三通一侧与输液导管相连,观察输液是否通畅。三通另一侧与中心静脉测压管相连。

4. 校定测压计　将测压计固定在输液架上,零点与患者的心脏水平相齐在同一水平上(相当于腋中线第四肋间隙)(图 1-1)。

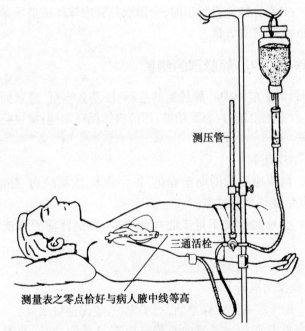

测压管

三通活栓

测量表之零点恰好与病人腋中线等高

图 1-1　中心静脉压测量的步骤

5. 测压记录　转动三通,将输液导管的无菌生理盐水注入中心静脉测压管,使液体充满静脉测压管;转动三通,将中心静脉测压管与中心静脉相同。使静脉测压管内液体流向患者体内。当液体稳定后,平视静脉测压管水柱,记录中心静脉压的数值。

6. 连接输液器 转动三通,将中心静脉与输液导管通路相连,继续输液。

【操作后护理】

1. 关闭通路,生理盐水冲管,处理用物。

2. 整理床单位,协助患者采取舒适体位。

3. 洗手,记录结果并分析。

【注意事项】

1. 严格无菌操作。

2. 患者体位会影响测压结果,每次测压前均应校正压力传感器"零"点。

3. 患者躁动、咳嗽、屏气及使用呼吸机均会使测量的压力偏高。

4. 导管应保持通畅,否则会影响测压结果。

5. 测压前禁止应用血管活性药物和胶体类液体,注意使用生理盐水冲洗测压管路,以保持通畅。

6. 中心静脉压 <8.85mmHg(1.18kPa)并血压低时,提示有效血容量不足,血压低伴中心静脉压 >10.44mmHg(13.9kPa),则考虑有心功能不全;中心静脉压 >11.03~14.7mmHg(1.47~1.96kPa),提示存在明显右心功能不全,有发生肺水肿的可能,应及时报告医生,遵医嘱处理。

附:使用监护仪监测中心静脉压

【操作前准备】

1. 护士准备 衣帽整洁,七步洗手,戴无菌口罩。

2. 患者准备 了解利用监护仪测中心静脉压的目的、方法及配合要点;主动配合。

3. 用物准备 监护仪、压力传感器、生理盐水注射液、三通等。

【操作程序】

1. 核对评估 核对患者,向患者或家属解释中心静脉压测量的目的、方法。评估患者病情;评估患者穿刺部位有无红肿,有无渗液等;静脉输液是否通畅。

2. 安置卧位 患者取平卧位。

3. 连接传感器 打开监护仪,将压力传感器与三通相连。

4. 校定测压计 将压力传感器置于患者的心脏水平位(相当于腋中线第四肋间隙)。转动三通使之与大气相同,校正零点。

5. 测压记录 暂停输液,连接压力传感器与患者中心静脉管,观测监护仪上出现的中心静脉压的数值与波形,读数记录。

6. 连接输液器 转动三通,将中心静脉与输液导管通路相连,继续输液。观察患者输液情况和病情变化。

【操作后护理】

1. 关闭通路,生理盐水冲管,处理用物。

2. 整理床单位,协助患者采取舒适体位。

3. 洗手,记录结果并分析。

操作3 抗休克裤的应用

【目的】

通过对中空气囊充气,使外加压力作用于腹部及下肢血管,增加静脉回心血量,达到抗休克、止血和骨折固定的目的。

【适应证】

1. 收缩压小于 10.7kPa(80mmHg)的患者。

2. 心肺复苏后需保持重要脏器血流量的患者。

3. 腹腔内出血或骨盆骨折的患者。

4. 股骨骨折或骨盆骨折固定的患者。

【禁忌证】

1. 心源性休克及肺水肿患者禁用。

2. 脑水肿、脑疝、颅脑外伤性出血患者慎用。

3. 胸腔内出血患者慎用。

【操作前准备】

1. 护士准备　衣帽整洁,七步洗手,戴口罩。

2. 患者准备　了解应用抗休克裤的目的、方法及配合要点。

3. 用物准备　根据患者情况选择不同型号的抗休克裤。检查抗休克裤的附件是否齐全完好,内有三个气囊(腹部腔室和左右腿部腔室),囊内的充气室(腹部和两腿)是否漏气;1 个或 3 个压力表(没有压力表时,装有防止过度充气的排气阀);压缩充气泵的性能。

【操作程序】

1. 核对评估　核对患者,向患者或家属解释应用抗休克裤的目的、方法。评估患者的生命体征;评估患者腹部和下肢有无伤口、骨折、出血等情况。

2. 安置卧位　患者取平卧位。脱去外裤及鞋袜。受伤处包扎好伤口。

3. 穿抗休克裤　将抗休克裤完全展开,铺在患者身下,分别包裹双下肢及腹部,紧闭尼龙搭扣,上缘至肋下,下缘至双踝部。

4. 充气记录　打开活塞,用脚踏气泵充气,收缩压达到 5.3kPa(40mmHg)时观察血压变化,再继续充气,待收缩压达到 13.3kPa(100mmHg)时,停止充气。观察计量表,关闭活塞。记录时间、血压及患者的情况。

5. 解除抗压休克裤　减压的顺序先从腹部开始,后为双下肢(解除时应缓慢放气)。

【操作后护理】

1. 洗手,记录时间、血压等情况。

2. 整理床单位,协助患者采取舒适体位。

3. 整理用物,用抗休克裤后洗去血迹,晾干后装入包内保存。

操作4 动脉穿刺插管术

【目的】

1. 进行动脉测压。

2. 采集动脉血标本。

3. 动脉加压输液。

【适应证】

1. 重度休克及危重患者需经动脉输液或输血,提高血压,改善心、脑、肾等重要器官的供血。

2. 危重及大手术患者持续监测动脉压。

3. 经动脉穿刺注射抗肿瘤药物行区域性化学治疗、心血管疾病的介入治疗者。

4. 动脉采血进行实验室检查,如血气分析和动脉血乳酸浓度的测定等。

【禁忌证】

1. 穿刺局部有感染、血肿、动脉瘤、动脉闭塞等严重病变。

2. 有出血倾向。

【操作前准备】

1. 护士准备 衣帽整洁,七步洗手,戴口罩。

2. 患者准备 了解动脉穿刺插管术目的、方法、注意事项;主动配合。

3. 用物准备 治疗盘,动脉切开包、动脉导管装置、无菌手套、敷料、胶布、5ml注射器、肾上腺素、利多卡因溶液、0.9%氯化钠溶液500ml、加压输液袋、三通等。

【操作程序】

1. 备物解释 核对患者,向患者或家属解释动脉穿刺插管术的目的、操作方法等。

2. 清洁皮肤 清洁穿刺部位,必要时备皮。

3. 选择部位

（1）桡动脉：患者腕部伸直掌心向上，手自然放松，穿刺点位于手掌横纹上 1~2cm 的动脉搏动处。桡动脉穿刺前做亚伦试验（患者用力握拳，同时压迫尺、桡动脉，嘱患者张开拳头，待手变白后，开放尺动脉。5 秒后手色转红，说明动脉供血良好，可行置管，7 秒后手色未转红，应放弃置管）（图 1-2）。

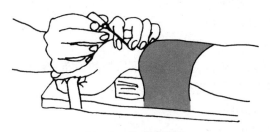

图 1-2　桡动脉穿刺

（2）肱动脉：患者上肢伸直稍外展，掌心向上，穿刺点位于肘横纹上方的动脉搏动处。

（3）股动脉：患者仰卧，下肢伸直稍外展，穿刺点位于腹股沟韧带中点下方 1~2cm 的动脉搏动处。

4. 穿刺插管

（1）桡动脉穿刺插管：通常选用左手。将患者的手和前臂固定在木板上，使腕部背屈 60°，下面垫纱布卷。术者的左手中指触及桡动脉，在桡骨茎突近端定位，示指在其远端轻轻牵拉，穿刺点在两手指间。常规消毒皮肤、铺巾，用 1% 利多卡因局部两侧浸润麻醉后，术者右手持针，与皮肤呈 15° 角进针，对准中指触及的桡动脉方向，在接近动脉时才刺入动脉。如有血液从针尾涌出，即可插入；如无血液流出，可徐徐退针，直至有血液涌出，表示穿刺成功。插入时应无阻力，若有阻力不可插入，否则将穿透动脉进入软组织内。最后，插入塑料导管，并固定导管，即可测压。

（2）股动脉穿刺插管：在腹股沟韧带中点下方 1~2cm 处触及股动脉搏动，用左手示指、中指放在动脉搏动表面，示指与中指分开，穿刺点选在两手指间。常规消毒皮肤、铺巾及局部麻醉，右手持针，与皮肤呈 45°角进针，其余同桡动脉穿刺插管术。

5. 连接固定　将套管与冲洗管、三通、延伸管、传感器和监护仪依次连接。用丝线扎住套管固定。覆盖无菌贴膜或纱布覆盖后用胶布固定。

【操作后护理】

1. 洗手，记录时间等情况。

2. 整理床单位，去除腕部下所垫的纱布，取自然位置，固定在夹板上。协助患者采取舒适体位。

3. 整理用物。

【注意事项】

1. 动脉穿刺插管术仅用于需动脉采血检查及动脉冲击性注射疗法时。

2. 足背动脉穿刺前要确认胫后动脉搏动良好，因高龄患者常有潜在的动脉硬化，应慎重考虑，以免血栓形成致足趾坏死。

3. 穿刺点应选择动脉搏动最明显处。

4. 穿刺针头斜面不宜过长，尖端应锐利。

5. 经管道抽取血标本时尽量靠近血管入口，避免医源性失血。

6. 输液速度较慢或用于检测目的时，应采用肝素液持续冲洗（速度为 3ml/h，肝素浓度为 2U/ml），以保证管道通畅，避免局部血栓形成和远端栓塞。

7. 测压时传感器应与患者心脏同一水平位，并及时校正零点。

8. 严禁向动脉内注入血管收缩剂，如去甲肾上腺素，以免动脉痉挛致肢体缺血性坏死。

9. 妥善固定导管及延伸管，防治活动、扭曲。保持导管通畅,除自动冲洗装置外,如发现波形顿挫可随时冲洗。

10. 保持测压部位无气泡,各衔接处不漏液、无回血。怀疑套管内有血栓时应用注射器抽吸,回抽的管道液应弃之。切忌向血管内推注。

11. 严格无菌操作,以防感染。局部保持清洁干燥,穿刺部位每日常规消毒,更换敷料。密切观察血液供应,发现肢体缺血迹象,应立即拔管。

12. 拔针后局部用纱布或棉球压迫止血,压迫后仍出血不止者,则需加压包扎至完全止血,以防形成血肿。

13. 置管时间不宜超过 4 天,以防发生导管源性感染。

操作5 静脉采血术

临床上收集的静脉血标本分为 3 类:全血标本、血清标本、血培养标本。

【目的】

1. 采集全血标本用作血沉、血常规检查和测定血液中某些物质含量,如肌酐、尿素氮、非蛋白氮、尿酸、肌酸、血氨、血糖。

2. 采集血清标本用于测定血清酶、脂类、电解质和肝功能等。

3. 采集血培养标本用于查找血液中的病原菌。

【适应证】

采集静脉血标本。

【禁忌证】

1. 严重心、肝、肾功能障碍。

2. 有出血倾向或凝血功能障碍。

3. 多发性骨髓瘤。

4. 重度全身感染。

【操作前准备】

1. 护士准备 衣帽整洁,七步洗手,戴口罩。

2. 患者准备 了解静脉采血术目的、方法、注意事项；主动配合。

3. 用物准备 消毒盘、无菌注射器（根据药液选用规格）、针头、标本容器（血清标本选用干燥试管、全血标本选用抗凝试管、血培养标本选用血培养瓶）、止血带、垫巾。

【操作程序】

1. 贴标签 认真核对医嘱，选择适当容器，在容器外贴上检验单附联，注明科室、床号、姓名、性别、检验目的及送检日期。

2. 核对解释 核对患者并向其解释操作目的和配合方法。

3. 选择血管 选择合适静脉，戴手套，铺垫巾，在穿刺上部约 6cm 处扎好止血带，消毒皮肤。

4. 静脉穿刺 左手拇指绷紧静脉下端皮肤，右手持注射器，针头斜面向上，与皮肤成 20° 角进针，刺入静脉，见回血后抽动活塞抽取血液至所需量。抽血完毕，松开止血带，嘱患者松拳，拔出针头按压局部。

5. 留取标本

（1）血培养标本：注入密封瓶时，先除去铝盖中心部，常规消毒瓶盖，更换针头后将血液注入瓶内，轻轻摇匀；注入三角烧瓶时，先松开瓶口纱布，取出瓶塞，迅速在酒精灯火焰上消毒瓶口后，取下针头，将血液注入瓶内，轻轻摇匀，再将瓶口、瓶塞消毒后塞好，扎紧封瓶纱布。

（2）全血标本：取下针头，将血液沿管壁缓慢注入盛有抗凝剂的试管内，轻轻摇动，使血液与抗凝剂充分混匀，以防血液凝固。

（3）血清标本：取下针头，将血液沿管壁缓慢注入干燥试管内，勿震荡，以防红细胞破裂造成溶血。

6. 整理记录 检查穿刺部位，脱手套，安置患者，整理用物，洗手，摘口罩，记录。

7. 及时送检　将标本连同化验单及时送检。

附:自动静脉采血器采血术

自动静脉采血器采血术是一种应用一次性自动定量静脉采血器采集静脉血液标本的方法。一次性自动定量静脉采血器,是由穿刺针、真空贮血管组成,其原理主要是真空贮血管内有负压,利用负压采血,达到自动采血的目的;而真空贮血管体壁上有容量刻度,可以控制采集血液标本的量,达到定量的目的;根据检测项目需要,有各种不同颜色的真空贮血管,管体内不加抗凝剂或加入所需抗凝剂,以保证各种抗凝剂的正确使用以及抗凝剂与血液配比量的准确性。由于其操作简便、干净、安全、准确可靠,被广泛应用。

自动静脉采血器采血术优势:直接将血液标本注入真空贮血管,解决了用注射器采血费时费力又不准确的不良状况。自始至终不使血液与操作者直接接触,提高了标本的正确性,同时也为操作人员的安全提供了相对的保障。真空贮血管内配制了不同的抗凝剂,可自动从血管吸入定量的血液,使血液与抗凝剂的比例准确、规范。操作人员可放心颠倒混匀,可免血液泄露或抗凝血液凝固之忧。一次穿刺可采多管血,避免交叉污染,减少患者痛苦,提高采血工作效率。

【操作程序】

按常规对采血部位进行消毒后,撕开采血针包装袋,取出采血针并将采血针上的护套取下。手持采血针柄以 15° 的角度刺入静脉血管,此时可在连接管中见回血。

1. 将集血针刺入真空管内,管内预设好的真空将所需量的血液吸引流入管中。

2. 当第一管采完后,拔出集血针再刺入另一真空管,如此重复操作,可实现一针多管采血,先抽普通管,再抽促凝管,最后抽抗凝管。

【操作后护理】

1. 整理用物,按医用垃圾处理用物。

2. 整理床单位,协助患者采取舒适体位。

3. 洗手,记录。

【注意事项】

1. 严格执行查对制度和无菌操作技术。

2. 如需空腹抽血,应事先通知患者禁食,以免因进食影响检验结果。

3. 根据不同的检验目的准备标本容器,并计算采血量。一般血培养采血 5ml,亚急性细菌性心内膜炎患者为提高培养阳性率,采血量需 10~15ml。

4. 严禁在输液、输血的针头处采集血标本,以免影响检验结果。

5. 同时抽取几个项目的血标本,应先注入血培养瓶,再注入抗凝管,最后注入干燥试管,动作须迅速准确。

6. 有出血倾向的患者,谨慎使用动脉采血法;做动脉采血时注射器内不可留有空气,以免影响检验效果。

7. 动脉采血拔针后局部用无菌纱布或沙袋加压止血 5~10 分钟,以免出血或形成血肿。

【知识链接】真空采血管的简介及分类

真空采血管是一种真空负压的采血管,它有 9 个种类,根据帽子的颜色不同来进行区分。

1. 普通血清管(红色头盖) 采血管不含添加剂。用于常规血清生化、血库和血清相关检验。

2. 快速血清管(橘红色头盖) 采血管内有促凝剂。快速血清管可在 5 分钟内使采集的血液凝固,适用于急诊血清系列化试验。

3. 惰性分离胶促凝管(金黄头盖) 采血管内添加有惰性分离胶和促凝剂。标本在 48 小时内保持稳定。促凝剂可快速激活凝血机制、加速凝血过程,适用于急诊血清生化试验。

4. 肝素抗凝管(绿色头盖)　采血管内添加有肝素。肝素直接具有抗凝血酶的作用,可延长标本凝血时间。使用于红细胞脆性试验、血气分析、红细胞压积试验、血沉测定。

5. 血浆分离管(浅绿色头盖)　在惰性分离胶管内加入肝素锂抗凝剂,可以达到快速分离血浆的目的,是电解质检测的最佳选择,也可用于常规血浆生化测定和 ICU 等急诊血浆生化检测。血浆标本可直接上机并在冷藏状态下保持 48 小时稳定。

6. EDTA 抗凝管(紫色头盖)　适用于一般血液学检验,不适用于凝血试验及血小板功能检查,亦不适用于钙离子、钾离子、钠离子、铁离子、碱性磷酸酶、肌酸激酶和亮氨酸氨基肽酶的测定及 PCR 试验。

7. 枸橼酸钠凝血试验管(浅蓝头盖)　枸橼酸钠主要通过与血样中钙离子螯合而起到抗凝作用。适用于凝血实验。

8. 枸橼酸钠血沉试验管(黑色头盖)　血沉试验要求的枸橼酸钠浓度是 3.2%(相当于 0.109mol/L),抗凝剂与血液的比例为 1∶4。

9. 草酸钾 / 氟化钠(灰色头盖)　氟化钠是一种弱效抗凝剂,一般常用草酸钾或乙碘酸钠合并使用,其比例为氟化钠 1份,草酸钾 3 份。此混合物 4mg 可使 1ml 血液在 23 天内不凝固和抑制糖分解,它是血糖测定的优良保存剂,推荐用于血糖检测。

项目三　护资考场自测

A2 型题

1. 刘先生,43 岁,因车祸伤致腹部 3 个小时入院,患者右上腹部持续性疼痛,表情痛苦、烦躁、肢端湿冷,脉搏 120 次 / 分,

脉压低,应考虑是(　)

    A. DIC 形成　　　B. 无休克　　　　C. 休克早期

    D. 休克中期　　　E. 休克晚期

  2. 张女士,33 岁,胃溃疡患者,36 小时处于中毒性休克状态,最佳处理措施是(　)

    A. 静脉补充血容量

    B. 静脉滴注碳酸氢钠,应用抗生素

    C. 立即胃大部切除术

    D. 纠正休克的同时及早行胃大部切除术

    E. 纠正休克的同时及早穿孔修补术

  3. 李女士,44 岁,严重创伤,面色苍白、血压降低、脉搏细速,入院诊断为休克,治疗时重点应注意(　)

    A. 药物对各内脏器官的毒性　　B. 避免使用血管收缩药

    C. 急性肾功能衰竭的发生　　　D. 及时扩充血容量

    E. 及时使用甘露醇

  4. 黄女士,47 岁,因右上腹胀痛感入院,患者近 2 个月来食欲缺乏、厌油腻饮食、腹胀。为协助诊断需要做肝功能检查。采集标本时,不正确的操作是(　)

    A. 清晨空腹时采集

    B. 选择干燥试管

    C. 将血液顺着试管壁缓慢注入

    D. 血液注入后,轻轻摇动试管

    E. 泡沫不能注入试管

  5. 杨女士,42 岁,高热寒战 5 日,出现脓肿病灶,遵医嘱采集血标本培养,操作中不正确的是(　)

    A. 选择抗凝试管

    B. 检查培养基是否足够

    C. 更换针头后,抽出的血液注入容器内

    D. 血液注入后,轻轻摇动试管

E. 严格执行无菌操作

6. 付先生,39 岁,汽车撞伤,发生出血性休克,应立即给予扩容治疗,首先应补充(　　)

A. 5% 葡萄糖溶液　　　　　　B. 平衡盐溶液

C. 右旋糖酐　　　　　　　　　D. 全血

E. 血浆

7. 张女士,49 岁,休克患者,进行液体疗法,快速输液时,测 CVP1.47kPa,BP80/60mmHg,应采取的措施是(　　)

A. 用升压药　　　　　　　　　B. 暂停输液

C. 大量加速输液　　　　　　　D. 控制速度,减慢输液

E. 减慢输液,加用强心剂

8. 刘先生,17 岁,从三楼跳下,失血性休克代偿期,估计失血量为(　　)

A. 400ml 以下　　　B. 600ml 以下　　　C. 800ml 以下

D. 1000ml 以下　　　E. 1200ml 以下

9. 齐女士,69 岁,右下腹痛伴呕吐,体温 35.2℃,脉搏 120 次 / 分,BP80/50mmHg,神志不清四肢冰冷,青紫呈花斑发绀,2 年前有陈旧性心肌梗死。治疗原则是(　　)

A. 立即手术

B. 不宜手术

C. 抗生素控制感染后择期手术

D. 应用升压药待血压正常后再手术

E. 休克纠正同时及早手术

10. 刘女士,60 岁,入院后神志不清,烦躁不安,四肢冰冷,休克指数大于 2.0 表示(　　)

A. 休克代偿期　　　B. 严重休克　　　C. ARDS

D. MODS　　　　　E. 无休克

11. 贾先生,57 岁,休克患者,输液已足够,但血压低,心率快,CVP 大于 1.47kPa,应使用(　　)

A. 肾上腺素　　　　B. 间羟胺　　　　C. 多巴胺

D. 山莨菪碱　　　　E. 毛花苷 C

12. 崔女士,58 岁,休克患者,CVP 高、血压正常,处理原则
(　　　)

A. 补液实验　　　　B. 充分补液　　　　C. 舒张血管

D. 适当补液　　　　E. 用强心剂

13. 张先生,55 岁。休克患者,体位一般应采用(　　　)

A. 侧卧位　　　　　B. 平卧位　　　　　C. 中凹卧位

D. 头高足低位　　　E. 头低足高位

14. 刘先生,21 岁,车祸,休克。下列哪项是患者的危象征
象(　　　)

A. 神志淡漠　　　　　　　B. 代谢性酸中毒

C. 收缩压低于 80mmHg　　D. 脉搏细速 120 次 / 分

E. 皮肤出现多处瘀点、瘀斑

15. 马女士,24 岁,从 3m 高处摔下,处于脊髓损伤休克,下
列哪项护理不妥(　　　)

A. 给热水袋、保暖

B. 平卧位

C. 常规吸氧

D. 每 15 分钟测血压、脉搏 1 次

E. 观察每小时尿量

16. 刘先生,61 岁,今日中午无明显诱因出现心前区疼痛,
服用硝酸甘油不能缓解,急诊入院,医嘱检查 CPK,护士适宜的
采血时间为(　　　)

A. 服药后 2 小时　　B. 睡前　　　　　C. 晚饭前

D. 即刻　　　　　　E. 次日晨起空腹

17. 崔先生,39 岁,因车祸致颅脑损伤,休克,并发休克肺。
休克患者并发休克肺的典型表现为(　　　)

A. 发绀　　　　　　　　　B. 代谢性酸中毒

C. 肺湿性啰音　　　　　　　　D. 进行性呼吸困难

E. 肺呼吸音降低

18. 杨女士,44 岁,创伤性休克,为了改善患者的微循环,应选用的溶液是( )

A. 5% 碳酸氢钠　　　　　　　　B. 5% 葡萄糖溶液

C. 10% 葡萄糖溶液　　　　　　D. 0.9% 氯化钠溶液

E. 低分子右旋糖酐

19. 王先生,50 岁,严重创伤,诊断为休克,反应休克患者的组织灌流量情况最为可靠的指标是( )

A. 神志　　　　　　B. 尿量　　　　　　C. 呼吸

D. 血压　　　　　　E. 体温

20. 马女士,60 岁,入院后出现精神紧张、烦躁不安、面色苍白、尿量减少、脉压小,治疗应首先给( )

A. 5% 碳酸氢钠　　　B. 血管收缩剂　　　C. 血管扩张剂

D. 强利尿剂　　　　E. 静脉补液

A3/A4 型题

(1~5 题共用题干)

庞女士,39 岁,汽车撞伤左胸部。入院时意识模糊,体温 38.6℃,皮肤青紫,肢端冰冷,脉搏细弱,心率加快,血压 60/40mmHg,全腹部无压痛、反跳痛,无尿。

1. 该患者首先应考虑为( )

A. 神经源性休克　　　　　　　B. 过敏性休克

C. 低血容量性休克(中度)　　D. 低血容量性休克(重度)

E. 感染性休克

2. 最佳的辅助诊断措施是( )

A. 二氧化碳结合力测定　　　　B. 中心静脉压测定

C. 血常规　　　　　　　　　　D. 腹腔穿刺

E. 静脉肾盂造影

3. 首先考虑的治疗措施是（ ）

A. 滴注利尿剂改善肾功能 B. 大剂量应用抗生素

C. 静脉输注血管收缩药物 D. 立即剖腹探查

E. 迅速补充血容量

4. 抗休克治疗时，下列哪项药物对改善肾缺血有利（ ）

A. 去甲肾上腺素 B. 肾上腺素

C. 多巴胺 D. 麻黄碱

E. 去氧肾上腺素（新福林）

5. 休克致死的主要原因是（ ）

A. 心功能衰竭 B. 肺间质水肿 C. MODS

D. DIC E. 肾小管坏死

（6~10题共用题干）

孙女士，58岁，因发热、心脏杂音、脾大、贫血入院治疗。为明确诊断，需做血沉、肝功能、血培养等检查

6. 血培养标本采集时间应在（ ）

A. 发热前，使用抗生素后 B. 发热前，使用抗生素前

C. 发热后，使用抗生素后 D. 发热时，使用抗生素后

E. 发热时，使用抗生素前

7. 为细菌性心内膜炎患者采集血培养标本，采集血量为（ ）

A. 1~2ml B. 3~4ml C. 1~5ml

D. 5~10ml E. 10~15ml

8. 做血沉检测，应选用（ ）

A. 乳酸钠试管 B. 含肝素试管 C. 液体石蜡试管

D. 干燥试管 E. 血培养试管

9. 做肝功检查护士应准备（ ）

A. 乳酸钠试管 B. 含肝素试管 C. 液体石蜡试管

D. 干燥试管 E. 血培养试管

10. 血培养、血沉、肝功能标本注入容器的顺序为（ ）

A. 血培养试管、含肝素试管、干燥试管

B. 血培养试管、干燥试管、含肝素试管

C. 含肝素试管、干燥试管、血培养试管

D. 干燥试管、血培养试管、含肝素试管

E. 含肝素试管、血培养试管、干燥试管

参考答案

A2 型题

1. C　　2. E　　3. C　　4. D　　5. A　　6. B　　7. E　　8. C

9. E　　10. B　　11. E　　12. C　　13. C　　14. E　　15. A　　16. D

17. D　　18. E　　19. B　　20. E

A3/A4 型题

1. C　　2. B　　3. E　　4. C　　5. C　　6. E　　7. E　　8. B

9. D　　10. A

（王　爽）

第二章

外科营养支持实践

项目一 典型案例分析

案例1 昏迷患者的饮食护理

刘先生,66岁,因意识障碍入院,患者于入院前因家庭矛盾,与家人争吵后突发头疼、恶心呕吐,此后病情迅速加重。入院后诊断为脑出血,颅内压增高,昏迷数日,给予降颅压、鼻饲等治疗。既往有高血压病史10年,不规律服降压药。

请讨论:

1. 目前该患者主要存在的护理问题是什么?

2. 应采取哪些护理措施?

分析:

1. 主要存在的护理问题

(1)营养失调 - 低于机体需要量:与呕吐、昏迷长期不能进食有关。

(2)舒适的改变:疼痛。

(3)组织灌注量改变:与脑血流量下降有关。

(4)潜在并发症:窒息等。

2. 护理措施

(1)一般护理

1)卧位:患者取侧卧位,便于呼吸道分泌物排出。

2）给氧：通过持续或间断吸氧，可以降低 $PaCO_2$ 使脑血管收缩，减少脑血流量，达到降低颅内压的目的。

3）鼻饲：通过胃管供给其营养丰富的流质饮食和营养液，保证患者摄入足够的热能、营养素。

营养液要在无菌环境下配制，放置于 4℃ 以下的冰箱内暂时保存，24 小时内用完，调制容器、输注用具保持清洁无菌。

营养液浓度一般由 12% 开始逐渐增至 25%，输注速度从 20ml/h 开始，逐渐增加到 120ml/h，液量从少量开始，初起量为 250~500ml/d，1 周内逐渐达到全量。一般温度控制在 38℃ 左右。

喂养管妥善固定；防止扭曲、折叠、受压；保持清洁无菌；定时冲洗。

应向患者家属介绍肠内营养的有关知识和肠内营养的必要性，取得患者家属的理解、支持、配合治疗。告知患者家属肠内营养对维护肠道功能的意义。告知患者家属营养不良的危害。

4）生活护理：适当保护患者，避免意外损伤。切忌强制约束，以免患者挣扎导致颅内压增高。

（2）防止颅内压骤然升高的护理

1）卧床休息：保持病室安静。

2）保持呼吸道通畅：当呼吸道梗阻时，患者用力呼吸、咳嗽，致胸腔内压力增高，加重颅内压。呼吸道梗阻使 $PaCO_2$ 增高，致脑血管扩张，脑血容量增高，也加重颅内高压。昏迷患者或排痰困难者，应配合医生及早行气管切开术。

3）控制癫痫发作：癫痫发作可加重脑缺氧和脑水肿。

（3）脱水治疗的护理：最常用高渗性脱水剂，如 20% 甘露醇 250ml，在 30 分钟内快速静脉滴注，每日 2~4 次，静注后 10~20 分钟颅内压开始下降，约维持 4~6 小时，可重复使用。

（4）应用肾上腺皮质激素：常用地塞米松 5~10mg，每日

1~2 次静脉注射;在治疗中应注意防止感染和应激性溃疡。

(5) 冬眠低温疗法的护理:应用药物和物理方法降低体温,使患者处于亚低温状态,其目的是降低脑耗氧量和脑代谢率,减少脑血流量,增加脑对缺血缺氧的耐受力,减轻脑水肿。适用于各种原因引起的严重脑水肿、中枢性高热患者。但儿童和老年人慎用,休克、全身衰竭或有房室传导阻滞者禁用此法。

(6) 脑疝的急救与护理:当患者出现典型的脑疝症状,应立即静脉快速输入高渗脱水剂,争取时间尽快手术,去除病因。若难以确诊,或虽确诊但无法切除者,选用脑脊液分流术、侧脑室体外引流术,或病变侧颞肌下减压术等姑息性手术来降低颅内压。

1) 脑疝发生后应做紧急处理:保持呼吸道通畅,并吸氧,立即静脉快速输入甘露醇、地塞米松、呋塞米等,以暂时降低颅内压;同时紧急做好术前检查和手术前准备,密切观察生命体征、瞳孔的变化。对呼吸功能障碍者,立即气管插管进行辅助呼吸。

2) 病情观察:观察意识、生命体征、瞳孔和肢体活动的变化。意识反映了大脑皮质和脑干的功能状态,评估意识障碍的程度、持续时间和演变过程,是分析病情进展的重要指标。瞳孔的观察对判断病变部位具有重要的意义,要注意两侧瞳孔的直径,是否等大、等圆及对光反射灵敏度的变化,颅内压增高患者出现病侧瞳孔先小后大,对光反应迟钝或消失,应警惕小脑幕切迹疝的发生。小脑幕切迹疝压迫患侧大脑脚,出现对侧肢体瘫痪,肌张力增高,腱反射亢进,病理反射阳性;但有时脑干被推向对侧,使对侧大脑脚受压,造成脑疝同侧肢体瘫痪,应结合瞳孔变化及有关资料进行综合分析。

(7) 心理护理:帮助患者家属消除由于疾病带来的对生活的不安,让其尽快恢复对生活的信心。

案例2　肠梗阻患者的饮食护理

王先生,26岁,因右上腹疼痛伴恶心呕吐1周,加重2天入院。入院前3天起,疼痛加重,呕吐物为胃内容物,次数增加,伴少量排气排便。初步诊断为粘连性肠梗阻。给予胃肠减压、静脉高营养等治疗。

请讨论:

1. 目前该患者主要存在的护理问题是什么?

2. 应采取哪些护理措施?

分析:

1. 主要存在的护理问题

(1)体液不足:与呕吐、禁食体液丢失过多有关。

(2)疼痛:与肠内容物不能正常运行有关。

(3)腹胀:与肠梗阻导致肠腔积液、积气有关。

(4)营养失调 - 低于机体需要量:与不能进食、呕吐有关。

(5)潜在并发症:肠坏死、腹腔感染。

2. 护理措施

(1)一般护理

1)休息和体位:患者卧床休息,如病情平稳给予半卧位,以减轻腹胀对呼吸循环系统的影响,促进舒适。

2)饮食:应禁食,若梗阻缓解,肠功能恢复,患者排便、排气,腹胀、腹痛消失,可逐步进流质饮食,忌食产气的甜食和牛奶,次日如无不适,可改半流质饮食。禁食期间,给予静脉高营养治疗。

3)胃肠减压护理:保持适度的负压状态,保持管道的通畅。观察记录引出胃液的性质和量。发现引出为血性液,有发生绞窄的可能,应报告并做相应处理。

4）输液护理：遵医嘱静脉输液，准确记录液体出入量，结合血清电解质和血气分析结果，合理安排输液种类和调节输液量，维持水、电解质、酸碱平衡。

静脉高营养治疗中，要保证营养液及输注器具清洁无菌：营养液要在无菌环境下配制，放置于 4℃以下的冰箱内暂存，并于 24 小时内用完。营养液中严禁添加其他治疗用药。

控制输注速度：避免输注过快引起并发症和造成营养液的浪费，葡萄糖输注速度应控制在 5mg/（kg·min）以下，输注 20% 的脂肪乳剂 250ml 约需 4~5 小时。

导管护理：穿刺插管部位每日消毒、更换敷料，保持导管通畅避免导管扭曲、挤压，输注结束时用肝素稀释液封管，防止血栓形成。

5）呕吐的护理：呕吐时嘱患者坐起或头侧向一边，以免误吸引起吸入性肺炎或窒息；及时清除口腔内呕吐物，给予漱口，保持口腔清洁，并观察记录呕吐物的颜色、性状和量。

（2）病情观察：注意观察患者神志、精神状态、生命体征、呕吐、排气、排便、腹痛、腹胀、腹膜刺激征、肠蠕动情况，观察期间慎用或禁用止痛药，以免掩盖病情。出现下列情况应考虑绞窄性梗阻，应及时报告和处理：

1）病情发展迅速，早期出现休克，抗休克治疗后改善不显著。

2）腹痛发作急骤，起始即为持续性剧烈疼痛，或在阵发性加重之间仍有持续性疼痛。肠鸣音可不亢进。呕吐出现早、剧烈而频繁。

3）有明显腹膜刺激征，体温上升，脉率增快，白细胞计数增高。

4）腹胀不均匀，腹部局部隆起或触及有压痛的肿块（胀大的肠袢）。

5）呕吐物、胃肠减压抽出液、肛门排出物为血性，或腹腔穿刺抽出血性液体。

6）经积极的非手术治疗而症状体征无明显改善。

（3）对症护理：遵医嘱应用抗生素，防止感染，减少毒素产生。应注意观察用药效果和副反应。给予解痉剂等药物治疗，解除胃肠道平滑肌痉挛，还可热敷腹部、针灸双侧足三里，缓解腹痛和腹胀。

（4）术前准备：除常规术前准备外，酌情备血。

（5）心理护理：患者首次进行静脉置管，进行肠外营养支持，护士应耐心向患者家属解释静脉置管的临床意义，肠外营养的治疗效果，医疗护理配合要求，取得患者及家属的理解、支持、配合，增强患者的治疗信心。

（6）健康指导：向患者介绍营养不良的危害、营养支持的目的、肠外营养治疗常见并发症及护理配合方法。

项目二　护理技术操作详解

操作 1　肠内营养支持术

肠内营养支持术是经口腔或鼻腔由胃肠道途径来补充营养的方法。

【目的】

1. 增加机体抵抗力，减少并发症，利于机体康复。

2. 保持机体组织、器官结构与功能。

3. 维护细胞的代谢，参与生理功能的调控与组织。

4. 用于危重患者，供给其能量。

【适应证】

1. 原发病或其他原因引起的营养不良，如肝、肾衰竭的营养支持。

2. 高代谢疾病，如严重烧伤、脓毒血症、严重创伤。

3. 胃肠道因损伤或疾病摄入营养物质或摄入不足者,如食管狭窄不能进食的患者。

4. 呼吸机辅助呼吸的患者。

5. 胃肠功能欠佳、食欲差、吸收障碍者。

6. 脑血管疾患或其他原因致神志不清、言语障碍和拒绝进食者。

【禁忌证】

1. 胃肠功能良好,可自然摄入足够饮食维持组织代谢者。

2. 肠梗阻、肠腔或肠道感染者。

【操作前准备】

1. 护士准备 衣帽整洁,七步洗手,戴口罩,查对医嘱。

2. 患者准备 了解肠内营养支持术目的、意义;主动配合。

3. 用物准备 胃管、十二指肠管、造瘘管、20ml 注射器,胃管护理包,中心静脉导管,治疗盘,缝合包及所需饮食及营养液。

匀浆饮食:日常食物加工混合匀浆化而成,外瘘及胰腺炎者慎用;混合奶:以牛奶、鸡蛋、糖等配成;要素膳:由氨基酸单体或短肽、葡萄糖、脂肪乳剂、维生素、微量元素、电解质等组成。

【操作程序】

1. 核对解释 核对患者,向患者或家属解释肠内营养支持的目的、方法。

2. 协助卧位 根据病情,帮助患者取坐位、半坐卧位或仰卧位,昏迷患者取去枕仰卧位,头向后仰。铺治疗巾于颌下,弯盘置于患者口角旁。观察和清洁鼻腔。

3. 测量标记 测量插管长度,并做标记,一般成年人由鼻到胃的距离为 45~55cm。

4. 润滑插管 用液体石蜡润滑胃管前端,一手持纱布托住胃管,一手持镊子夹住胃管前端,沿一侧鼻孔先稍向上平行缓缓插入。插入至 10~15cm 时,嘱患者做吞咽动作,昏迷患者应取去枕仰卧位,头向后仰,当胃管插入 15cm 时,托起患者头部,使其下颌靠近胸骨柄,插入至所需长度。

5. 验证固定　验证胃管在胃内,固定胃管。

验证胃管在胃内的方法有 3 种:

(1)用注射器抽取胃液。

(2)将听诊器放于胃部,用注射器快速注入 10ml 空气,听到气过水声。

(3)将胃管末端放入水中无气泡溢出。

6. 灌注食物　先注入少量温开水,然后灌注流质饮食或药物,再灌注少量温开水。

要根据疾病及耐受情况调整浓度与剂量,采用由少到多、由稀到浓的方法;用 60~70℃的开水将要素饮食稀释,稀释后的温度以 37~38℃为宜,用输液泵或重力滴注,由低浓度小剂量开始,若无腹胀等胃肠道反应时,可滴注全量,每间隔 1~2 天调整一次;记录饮食量。

7. 固定胃管　胃管末端胶塞盖好,并用纱布包好,用别针固定于患者大单或枕旁。

8. 整理床单位。

9. 清洗注射器,用纱布盖好备用。

10. 洗手,记录。

【操作后护理】

1. 保证营养液及输注用具清洁无菌　营养液要在无菌环境下配制,并放置于 4℃以下的冰箱内暂存时,于 24 小时内用完,调制容器、输注用具保持清洁无菌。

2. 从低浓度开始　一般由 12% 开始逐渐增至 25%,输注速度从 20ml/h 开始,逐渐日增加到 120ml/h,液量从少量开始,初起量为 250~500ml/ 天,1 周内逐渐达到全量。一般温度控制在 38℃左右。

3. 喂养管护理　妥善固定;防止扭曲、折叠、受压;保持清洁无菌;定时冲洗。

4. 心理护理 护士应向患者及家属介绍肠内营养的有关知识和肠内营养的必要性,取得患者及家属的理解、支持、配合治疗。

5. 健康指导 告知患者肠内营养对维护肠道功能的意义,在病情允许的情况下,尽早口服。告知患者营养不良的危害。

操作2 肠外营养支持术

肠外营养支持术是指通过静脉途径提供人体代谢所需的营养素。

【目的】

1. 提供人体代谢所需全部营养要素,包括热量、维生素、氨基酸、电解质及微量元素等。

2. 提高机体抗感染能力。

3. 减少自身组织分解,维持人体蛋白质。

4. 维护肠道屏障及其功能,保护组织、器官的结构与功能。

【适应证】

1. 严重胃肠道疾病,如胃肠道梗阻、复合瘘及短肠综合征、肠道广泛性综合征、食管和胃肠道先天性畸形等。

2. 身体处于高代谢状态而不能从胃肠进食者,如严重大面积烧伤、严重感染和严重骨折等。

3. 抗肿瘤治疗期间肠胃道反应过重,如顽固性呕吐的患者。

4. 病情危重且不能从胃肠道进食者,如大手术围手术期、急性肾衰竭、重症胰腺炎等。

【禁忌证】

1. 患者消化道功能正常,并可充分利用者。

2. 预计肠外营养支持的时间少于5天者。

3. 重症糖耐量降低和肝性脑病。

4. 原发病需立即进行急诊手术,不宜强求于术前行肠外营养支持。

【操作前准备】

1. 护士准备　衣帽整洁,七步洗手,戴口罩,查对医嘱。

2. 患者准备　了解肠外营养支持术目的、意义;主动配合。

3. 用物准备　基础注射盘、静脉输液装置、输液袋、根据医嘱准备营养液(糖类、脂肪乳剂、氨基酸、电解质、维生素、微量元素)等。

【操作程序】

1. 核对解释　核对患者,向患者或家属解释肠外营养支持的目的、方法,以取得患者的合作。根据患者不同的病情需要,供给适宜浓度和剂量营养液。

2. 静脉输注

(1) 中心静脉途径输注:适用于肠外营养超过2周、营养液渗透压高的患者。

中心静脉置管下方垫一次性垫巾,左手按压皮肤,右手揭去切口膜(透明敷料),评估穿刺点有无红肿、异常,无红肿及脓性分泌的患者,用复合碘消毒2遍,待干。取出切口膜(透明敷料),揭开后平整贴于静脉置管处。按输液的方法准备营养液;备好的液体排气后接头皮针,并排净头皮针内的气体。

常规消毒肝素帽;将头皮针垂直刺入肝素帽中央;打开输液器调节,根据医嘱及病情需要调整输液速度。取胶布固定好的头皮针及输液管,防止头皮针与肝素帽脱离。定时观察静脉置管部位及输液情况,及时更换液体。记录置管局部情况、液体输入情况。输液完毕时,用注射器抽取5ml肝素封管液封管。

(2) 外周静脉途径输注:适用于短期肠外营养(小于2周)、营养液渗透压低的患者,中心静脉置管禁忌或不可行者,导管感染或有脓毒症的患者(同静脉输液方法)。

(3) 经外周静脉至中心静脉置管途径输注

1) 经外周静脉至中心静脉置管(PICC)选择静脉:贵要静脉:为最直和最直接的途径,经腋静脉、锁骨下静脉、无名静脉,达上腔静脉。穿刺点不如头静脉表浅,穿刺时常须触摸定位。

肘正中静脉:解剖差异较大,应在穿刺前确认定位。肘正中静脉汇入贵要静脉,形成最直接的途径,经腋静脉、锁骨下静脉、无名静脉,达上腔静脉。若稍有滚动,可将其固定于下方的筋膜上。

头静脉:较为表浅,在肘窝处容易进入。在头静脉进入腋静脉处有较大的角度,易引起导管推进困难。头静脉可能有分支与颈外静脉或锁骨下静脉相连,常出现导管推进困难。头静脉在臂部上升时有窄段,增加了机械性静脉炎发生的风险。

2)PICC 置管:打开 PICC 穿刺包,戴手套,穿刺点下方垫治疗巾。穿刺点周围消毒,更换手套,铺孔巾、治疗巾。局部麻醉静脉穿刺点。系上止血带,15°~30°角穿刺,见回血,推进插管鞘,左手按压插管鞘,右手撤出针芯。用镊子自插管鞘插入 PICC,插管至 10~15cm 后,退出插管鞘,用注射器抽吸回血,并注射生理盐水,肝素盐水正压封管。穿刺点放纱布,透明敷料加压粘贴。注明穿刺者姓名,时间。X 线检查确认导管位置。

3)PICC 置管后的护理:更换敷料:护士"七步洗手法"洗手。敷料更换应严格遵守无菌操作、消毒隔离制度及按操作规范进行。更换敷料前应先对穿刺点进行评估,确定有否触痛及感染征象。更换敷料时,避免对穿刺部位的触摸,以防污染。纱布敷料和亚聚氨酯透明敷料均可用于穿刺部位。如果穿刺部位有出血或渗出,纱布敷料较亚聚氨酯敷料为佳。撕敷贴时,注意应顺着穿刺方向,切勿沿导管反向撕除,以免导管移位。每隔 3~4 天更换 1 次敷料,如敷料有潮湿、污染情况或敷料一旦被揭开,应立即更换。在透明敷料的标签纸上标注更换敷料时间,并将标签贴于敷料边缘。

导管冲洗:导管必须定期冲洗。10U/ml 稀释肝素液,每 8 小时冲管 1 次(多用于小儿);100U/ml 稀释肝素液,每 12 小时冲管 1 次(多用于成人)。

4）导管拔除：一般情况下，拔除导管非常简便。平行静脉方向，捏住导管尾部，沿直线向外拉，每次 5~10cm。当拔管遇有阻力，可暂时固定导管，实施热敷，直到导管松动，最终拔除导管为止。

3. 整理床单位及用物。

4. 评价肠外营养支持效果，及时调整支持方案。

5. 洗手，记录。

【操作后护理】

1. 保证营养液及输注器具的无菌　营养液要在无菌环境下配制，放置于 4℃ 以下的冰箱内暂存，并于 24 小时内用完。营养液中严禁添加其他治疗药物。

2. 控制输注速度　避免输注过快引起并发症和造成营养液的浪费，葡萄糖输注速度应控制在 5mg/（kg·min）以下，输注 20% 的脂肪乳剂 250ml 约需 4~5 小时。

3. 导管护理　穿刺插管部位每日消毒、更换敷料，保持导管通畅，避免导管扭曲、挤压，输注结束时用肝素稀释液封管，防止血栓形成。

4. 心理护理　患者首次进行静脉置管，进行肠外营养支持，护士应耐心向患者家属解释静脉置管的临床意义，肠外营养的治疗效果，医疗护理配合要求，取得患者及家属的理解、支持、配合，增强患者的治疗信心。

5. 健康指导　向患者介绍营养不良的危害，营养支持的目的，肠外营养治疗常见并发症及护理配合方法。

项目三　护资考场自测

A2 型题

1. 刘先生，61 岁，脑出血后昏迷，需要鼻饲供给营养，胃管

插入胃内的长度是（　　　　）

　　A. 45~50cm　　　　B. 50~55cm　　　　C. 45~55cm

　　D. 40~50cm　　　　E. 50~60cm

2. 冯女士,20岁,体温39℃,口腔糜烂,疼痛难忍。此患者应给予的饮食是（　　　　）

　　A. 流质饮食　　　　B. 半流质饮食　　　　C. 软食

　　D. 要素饮食　　　　E. 胃肠外饮食

3. 李女士,44岁,慢性胆囊炎,护士为患者提供的饮食是（　　　　）

　　A. 低纤维素饮食　　B. 低脂肪饮食　　　　C. 低盐饮食

　　D. 低蛋白饮食　　　E. 低糖饮食

4. 曾同学,7岁,食欲差,挑食,经常患上呼吸道感染,被诊断为营养不良Ⅰ度,判断营养不良程度的最重要指标是（　　　　）

　　A. 身高　　　　　　B. 体重　　　　　　C. 肌张力

　　D. 皮肤弹性　　　　E. 腹部皮下脂肪

5. 杨女士,42岁,既往有胆结石,晚餐后突然出现中上腹痛,阵发性加剧,频繁呕吐,呕吐物含胆汁,呕吐后腹痛未减轻,化验血淀粉酶为2500U/L,于昨晚住院治疗。饮食护理应为（　　　　）

　　A. 禁食　　　　　　B. 高脂饮食　　　　　C. 少食多餐

　　D. 低纤维饮食　　　E. 低蛋白饮食

6. 陈患儿,6个月,腹泻3天,每天4~5次,伴有轻度呕吐,皮肤弹性稍差。给予家长饮食指导不正确的是（　　　　）

　　A. 根据病儿的耐受情况对饮食进行调整

　　B. 病儿可继续母乳喂养,暂停辅食

　　C. 调整原则为由少到多,由稀到稠

　　D. 减少食量,停止不当饮食

　　E. 暂禁食4~6小时

7. 沈女士,49岁,因突发心梗入院,经治疗,症状好转,现处

于恢复期。此时患者最适宜的饮食是（　　　）

A. 高膳食纤维、高热量饮食

B. 高膳食纤维、高蛋白饮食

C. 高热量、高蛋白饮食

D. 高热量、低脂肪饮食

E. 高维生素、低脂肪饮食

8. 史先生,47 岁,行食管癌根治术后 20 天,无特殊不适,其饮食安排最好是（　　　）

A. 可进坚硬食物　　　　　　B. 可进高脂肪食物

C. 可进半流质饮食　　　　　D. 可进普食

E. 可食面条或烂饭

9. 齐女士,69 岁,脑出血,昏迷 6 个月,提供鼻饲营养时,下列哪项护理操作不正确（　　　）

A. 两次鼻饲间隔时间应在 2 小时以上

B. 胃管每日更换,晚上拔出,次晨插入

C. 鼻饲饮食易滋生细菌,应保鲜

D. 注入流食或药物前要确认胃管在胃内

E. 鼻饲饮食需加温至 38~40℃才可使用

10. 刘女士,60 岁,食管烧伤,由于瘢痕导致食管狭窄,不能正常进食,靠鼻饲供给营养,护士应注意每次灌入食量不应超过（　　　）

A. 200ml　　　　　B. 250ml　　　　　C. 300ml

D. 350ml　　　　　E. 400ml

11. 李女士,30 岁,低热 3 个月,咳嗽、消瘦、盗汗,入院诊断为肺结核,为配合治疗应给予（　　　）

A. 高膳食纤维、高热量饮食

B. 高膳食纤维、高蛋白饮食

C. 高热量、高蛋白饮食

D. 高热量、低脂肪饮食

E. 高维生素、低脂肪饮食

12. 张先生,55岁。有胃溃疡病史。近几天上腹部疼痛加剧,医嘱做粪便隐血试验,应给患者哪一组菜谱(   )

A. 白菜、炒牛肝   B. 菠菜、红烧青鱼

C. 豆腐、鸡血汤   D. 茭白、鸡蛋

E. 卷心菜、五香牛肉

13. 刘先生,21岁,诊断为伤寒,体温38.2℃,不宜食用的食物是(   )

A. 鱼汤   B. 豆腐   C. 芹菜

D. 蒸鸡蛋   E. 赤豆粥

14. 马女士,24岁,患甲状腺功能亢进,需做吸碘试验,在检查前7~60天需忌食(   )

A. 鱼   B. 紫菜   C. 芹菜

D. 蒸鸡蛋   E. 牛奶

15. 刘先生,61岁,出现进行性吞咽困难半年,诊断为食管癌,拟行手术治疗,下列哪项术前准备是错误的(   )

A. 术前日禁食   B. 术日禁饮食   C. 术前戒烟

D. 加强营养   E. 做好口腔护理

16. 崔先生,73岁,胃癌晚期,不能进食,给予脂肪乳、氨基酸等输入,一周后注射部位沿静脉走向出现条索红线,局部组织肿胀、发红,患者主诉有疼痛感。护士给予的处置不正确的是(   )

A. 患肢抬高   B. 增加患肢活动

C. 95%乙醇湿热敷   D. 超短波局部治疗

E. 暂停从该部位静脉输液

17. 杨女士,44岁,创伤性休克,为了改善患者的微循环,应选用的溶液是(   )

A. 5%碳酸氢钠   B. 5%葡萄糖溶液

C. 10%葡萄糖溶液   D. 0.9%氯化钠溶液

E. 低分子右旋糖酐

18. 王先生,60 岁,食管癌根治术后,为了给患者补充热量,输液中应选用(　　)

A. 5% 碳酸氢钠　　　　　　　B. 5%~10% 葡萄糖溶液

C. 0.9% 氯化钠　　　　　　　D. 各种代血浆

E. 50% 葡萄糖注射液

19. 齐女士,30 岁,5 天前因办公室失火,导致面部烧伤入院。该患者给予肠外营养支持,下列属于肠外营养剂的是(　　)

A. 高支链氨基酸配方　　　　　B. 必须氨基酸配方

C. 大分子聚合物　　　　　　　D. 组件配方

E. 脂肪乳剂

A3/A4 型题

(1~4 题共用题干)

张女士,60 岁,高血压已经 17 年,用药物控制。在公园晨练时,突然感到头痛继而摔倒,意识丧失,住院治疗。

1. 该患者进行鼻饲时,为提高患者插管的成功率,在插管至会厌部时应将患者的头(　　)

A. 侧向左侧　　　B. 侧向右侧　　　C. 贴近胸骨

D. 保持原位　　　E. 后仰

2. 护士在为张女士进行鼻饲时,每次鼻饲量不能超过(　　)

A. 50ml　　　　　B. 100ml　　　　C. 150ml

D. 200ml　　　　E. 250ml

3. 连续两次鼻饲的间隔时间应不少于(　　)

A. 0.5 小时　　　B. 1.0 小时　　　C. 1.5 小时

D. 2.0 小时　　　E. 2.5 小时

4. 现鼻饲管插管已 1 周,需要更换胃管,其正确的方法是

( )

A. 拔出胃管前应该夹紧其末端

B. 最后一次鼻饲饮食注入前拔管

C. 拔管前要检查胃管是否通畅

D. 拔管至咽喉处时动作应缓慢

E. 拔管后立即在另一鼻孔插管

(5~7 题共用题干)

孙同学,5 岁,体重 12kg,身高 98cm,经常烦躁不安,皮肤干燥苍白,腹部皮下脂肪 0.3cm,肌肉松弛。

5. 护士判断该患者是( )

A. 轻度营养不良   B. 中度营养不良

C. 重度营养不良   D. 中度脱水

E. 营养不良性贫血

6. 该患者次日起床后,突然出现意识模糊,面色苍白,出汗,脉搏细弱,肢体冰凉,护士首先应考虑发生了( )

A. 低血糖   B. 低血钙   C. 脱水

D. 缺氧   E. 心力衰竭

7. 此时,首先应做的治疗是( )

A. 吸氧

B. 补钙

C. 静脉缓慢推注 25% 葡萄糖

D. 输入生理盐水

E. 给予强心剂

(8~10 题共用题干)

朱女士,56 岁,疑为结肠癌,为进一步检查、治疗入院

8. 朱女士若为左半结肠癌,其临床表现可除外( )

A. 左腹部肿块

B. 便秘与腹泻交替出现,隐血试验阳性

C. 左腹隐痛,间歇痛逐渐转为持续痛

D. 腹泻以进食后加重,排便后减轻

E. 有消瘦、低热、乏力等全身症状

9. 朱女士拟行结肠癌根治术,术前准备措施不包括(　　)

A. 术前 2~3 天给予流质饮食

B. 术前 2~3 天给予口服缓泻剂

C. 术前 2~3 天口服平衡电解质液全肠道灌洗

D. 术前 1 天下午口服 5%~10% 甘露醇

E. 补充高蛋白、高热量、高纤维素食物

10. 朱女士手术后的饮食治疗原则为(　　)

A. 高脂、高蛋白、高维生素饮食

B. 低脂、高糖、低渣饮食

C. 低蛋白、低糖、无渣饮食

D. 低蛋白、高脂、高纤维饮食

E. 高脂、高热量、高纤维饮食

参考答案

A2 型题

1. C　　2. A　　3. B　　4. E　　5. A　　6. E　　7. E　　8. D

9. B　　10. A　　11. C　　12. D　　13. C　　14. B　　15. A　　16. B

17. E　　18. B　　19. A

A3/A4 型题

1. C　　2. D　　3. D　　4. A　　5. B　　6. A　　7. C　　8. D

9. C　　10. B

（王　爽）

第三章

麻醉护理实践

项目一 典型案例分析

案例 麻醉前患者的护理

张先生,35 岁,因溃疡病穿孔而入院,表情痛苦,出冷汗,脉搏:120 次 / 分,血压:130/70mmHg,腹部拒按,拟行"剖腹探查及穿孔修补术",准备进行椎管内麻醉。

请讨论:

1. 目前该患者主要存在的护理问题是什么?

2. 麻醉前应采取哪些护理措施?

分析:

1. 主要存在的护理问题

(1)焦虑:与疼痛及担心麻醉效果和手术预后有关。

(2)疼痛:与腹膜炎炎症刺激有关。

(3)有体液不足的危险:与出汗及腹腔渗出有关。

(4)知识缺乏:患者缺乏麻醉前需要注意和配合的知识。

(5)潜在并发症:呼吸和循环功能异常、麻醉药过敏等。

2. 麻醉前护理措施

(1)提高机体对麻醉和手术的耐受力:努力改善患者的营养状况,纠正各种生理功能紊乱,使各重要脏器的功能处于较好的状态,为麻醉创造条件。

（2）心理护理：用恰当的语言向患者讲解麻醉方法和手术方案、配合方法，安慰并鼓励患者，缓解患者恐惧、焦虑情绪，取得患者的信任和配合，确保麻醉与手术的顺利实施。

（3）胃肠道准备：禁食禁水，给予下胃管准备胃肠减压。择期手术的患者常规禁食12小时，禁饮4~6小时，以减少术中、术后发生呕吐和误吸导致窒息的危险。

（4）局麻药过敏试验：应详细了解患者的药物过敏史。普鲁卡因使用前，常规做皮肤过敏试验，并准备好肾上腺素和氧气等急救用品。

（5）麻醉前用药

1）抗胆碱药：抑制腺体分泌，有利于呼吸道通畅。阿托品0.5mg或东莨菪碱0.3mg，麻醉前30分钟肌内注射。由于抗胆碱药物能抑制汗腺分泌和影响心血管活动，故甲状腺功能亢进、高热、心动过速者不宜使用。

2）催眠药：有镇静、催眠和抗惊厥作用，并能防治局部麻醉药物的毒性反应。为各种麻醉前常用药物。主要用巴比妥类药物，如苯巴比妥钠0.1g（成人剂量），麻醉前30分钟肌内注射。

3）安定、镇静药：有镇静、催眠、抗焦虑、抗惊厥及中枢性肌松弛作用，还有一定的抗局麻药毒性作用。成人常用地西泮（安定）5~10mg或氟哌利多（氟哌啶）5mg，麻醉前30分钟肌内注射。

4）镇痛药：椎管内麻醉前使用能减轻腹部手术中的内脏牵拉反应，强化局麻效果。成人常用①哌替啶50~100mg肌内注射，或吗啡5~10mg皮下注射，吗啡因有抑制呼吸中枢的副作用，故老人、小儿应慎用，孕妇及呼吸功能障碍者禁用；②喷他佐辛（镇痛新）30mg肌内注射，静脉注射15~30mg，镇痛强度为吗啡的1/3，对循环、肝肾功能影响轻，不宜用于婴幼儿、脑外伤和呼吸功能不全者；③芬太尼镇痛强度是吗啡的100倍，对呼吸中枢抑制明显，对循环影响轻，静脉注射每次0.05~0.1mg，维持

30~45 分钟。

（6）补液：根据医嘱给予患者平衡盐液及抗生素药物，减少炎症反应。

项目二　护理技术操作详解

操作 1　气管插管术

气管插管术是将人工气道与解剖气道连接的最可靠方法，气管插管术分为气管内插管和支气管插管两类。

【目的】

1. 气管内插管可保持患者的呼吸道通畅，防止异物进入呼吸道，便于及时吸出气管内分泌物或血液。

2. 进行有效的人工或机械通气。

3. 便于吸入全身麻醉的应用。

【适应证】

1. 用于全麻手术时难以保证患者呼吸道通畅者。

2. 用于因疾病难以保证患者呼吸道通畅者。

3. 用于全麻药对呼吸有明显抑制或应用肌松药者。

4. 用于各种原因需要进行机械通气者、心肺复苏以及新生儿严重窒息。

【操作前准备】

1. 物品准备　常用器械：喉镜、气管导管、牙垫、表面麻醉用喷雾器、衔接管、管芯、插管钳、固定胶带以及负压吸引装置等。

2. 患者准备

（1）知情同意：术前向患者及家属说明麻醉的目的、特殊体位、过程及注意事项，消除患者的紧张、恐惧心理，征得患者和家属的签字同意。

（2）插管前常规对患者进行检查和评估，了解气管内插管的难易程度，患者既往的手术麻醉史对判断插管的难易度有重要的参考价值。

（3）安置体位：一般采取平卧位。

【操作程序】

1. 插入喉镜，暴露声门

张口：患者仰卧，如喉头暴露不佳，可在肩背部或颈部用软枕相应垫高，使头后仰，尽量让口、咽喉、气管保持在同一直线上（图3-1）。

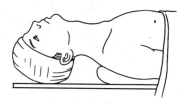

图3-1 气管插管术体位

操作者位于患者头侧，用右手拇指推开患者的下唇和下颌，食指抵住上门齿，以二指为支撑点，使口张开。

暴露会厌：口完全张开后，操作者左手持喉镜，使带照明的喉镜呈直角倾向喉头，沿右侧口角进入，轻柔地将舌体推向左侧，达到口咽部后，使右偏的喉镜片移到正中，见到悬雍垂。然后顺舌背弯度置入舌根，稍稍上提喉镜即见到会厌。

暴露声门：见到会厌后将喉镜片置入会厌与舌根交界处，上提即可显露声门（图3-2）。注意喉镜的着力点始终放在喉镜的顶端，声门显露困难时，可请助手按压喉结部位，可能有助于声门显露，或利用导管管芯将导管弯成L形，用导管前端挑起会厌，实行盲探插管术。使用喉镜时切勿以患者的上切牙作为支点。透过声门可见到暗黑色的气管，声门下方是食管黏膜，呈鲜红色并关闭。

2. 插入导管 暴露声门后，右手持已润滑好的导管，将其尖端对准声门，在患者吸气末（声门打开时），轻柔地将导管插入气管内（图3-3），过声门1cm后拔出管芯，以免损伤气管。将导管继续旋转深入气管，成人4~5cm，小儿2~3cm。导管插入过浅易脱出,插入过深易进入一侧支气管,造成单侧肺通气而引起低氧血症。导管插入气管后,塞入牙垫,退出喉镜。

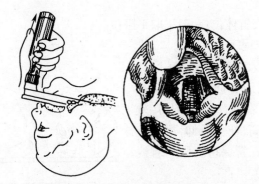

图 3-2 喉镜挑起会厌暴露声门

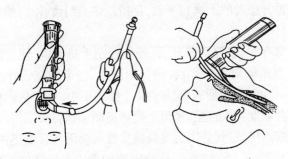

图 3-3 将导管插入声门内

3. 通气,确认插管位置 检查导管是否在气管内,可将耳凑近导管外端,感觉有无气体进出,若患者已停止呼吸,可向导管内吹入空气或接呼吸气囊挤压,听诊双侧肺部有无呼吸音,注意是否对称。如呼吸音两侧不对称,可能为导管插入过深,进入一侧支气管所致,此时可将导管稍稍后退,直至两侧呼吸音对称。

用吸痰管吸引气道分泌物,了解呼吸道通畅情况。

确认导管插入成功后,维持导管位置,立即衔接呼吸囊或呼吸机。左手固定导管和牙垫,右手持呼吸囊或呼吸机立刻给氧,观察胸廓随人工通气起伏状况,由他人协助听诊两侧呼吸音是否对称。

4. 固定 气囊充气:向气囊注入适量空气(3~5ml),以封闭气道不漏气为准。以免机械通气时漏气或呕吐物、分泌物倒流入气管。

用胶布妥善固定导管和牙垫。

【操作后护理】

1. 插管后的护理

(1)随时观察气管插管的固定情况和导管外露的长度,定时进行口腔护理,随时清理口、鼻分泌物。

(2)密切观察患者神志和生命体征的变化,观察患者有无自主呼吸及深度和节律的变化。

(3)保持气管导管、呼吸道通畅,及时吸出口腔及气管内分泌物。吸痰时注意无菌操作,成人吸痰每次不超过 15 秒,儿童每次不超过 10 秒,避免因吸痰而加重缺氧。

(4)保证气道湿化,以防痰液干涸,形成痰栓阻塞气道而造成窒息。痰液黏稠时,每 4 小时雾化吸入一次,或向气管内滴入湿化液,每次 2~5ml,24 小时不超过 250ml。

(5)导管不能置留过久,一般不宜超过 72 小时,以免引起喉头水肿,72 小时后病情不见改善,可考虑行气管切开术。

(6)气囊管理:导管留置期间每 2~3 小时放气 1 次,每次 5~10 分钟,放气前吸尽口咽部及气管内分泌物。若气囊充气过度,气管壁黏膜可因受压发生缺血、坏死。

2. 拔管后的护理

(1)密切观察病情变化,生命体征,注意有无会厌、喉痉挛等并发症,保持呼吸道通畅。

(2)协助患者半卧位,减少探视,以免说话过多,告知患者尽量勿讲话,并教会患者练习发"E"音。

（3）禁食 12~24 小时,防止过早进食引起误吸。进食时应从少量温水 - 流食 - 半流食 - 软食,循序渐进以免引起呛咳、误吸。

（4）鼓励患者咳嗽排痰,定时变换体位、拍背、雾化吸入,必要时适当吸痰,保持呼吸道通畅。

（5）保持口腔清洁,加强口腔护理,每日 2 次口腔护理,可增强口腔舒适感、预防感染等并发症。

操作2　呼吸道开放术

一、呼吸道梗阻急救法（哈姆立克急救法）

哈姆立克急救法是利用外界压力推动膈肌下软组织,以突然的力量压迫两肺下部,使肺部残留的气体进入气管,逐出堵在气管口的食物块或异物。

【目的】解除呼吸道梗塞引起的窒息。

【适应证】

1. 有食物梗塞呼吸道或溺水的病史,患者通常往往把手放到喉部,说不出话,但会点头示意。

2. 窒息的特征　不能说话或呼吸;面色苍白,发绀;随即丧失知觉。

【操作程序】

（一）成人急救法

1. 坐位,环抱患者　救助者应站在患者的背后,用双臂环抱其腰。

2. 做推挤动作　右手握拳,顶住患者的肚脐与胸骨之间,左手抓住握紧的右拳。快速用力往患者后上方挤压。

3. 挤压效果　在呼气末期,可使气管内气流大大增加,在吸气早期,可增加肺内气压 31mmHg,足可将梗塞的食物喷出。

4. 平卧位挤压　使患者仰卧位,救援者面对患者,两膝跨跪于患者躯干两侧;双掌重叠在患者上腹部中央,向内上方快速用力地挤压。

5. 注意事项

（1）挤压的位置和方法要准确。

（2）动作要轻柔,冲击力局限在手上;不能挤压胸廓;不能用双臂加压,避免损伤内脏。

（3）挤压同时要密切观察患者的反应,观察梗塞物喷出情况。

（二）婴幼儿急救法

1. **仰卧**　把患儿放在硬板上,站在患儿脚端,用示指及中指按于肚脐与胸骨之间,向内上方迅速用力推按,反复实施,直至梗塞物排出。

2. **坐位**　患儿背朝抢救者,骑坐在抢救者的两大腿上,以示指及中指按于肚脐与胸骨之间,向内上方迅速用力推按,反复实施,直至梗塞物排出。

二、徒手打开并清理呼吸道法

【目的】

使呼吸道通畅,避免窒息。

【适应证】

1. 呼吸心跳骤停的患者。

2. 呼吸道堵塞患者。

【操作程序】

1. **徒手打开气道法**

（1）仰面抬颌法:左手置于患者前额,手掌用力向后压使其头部后仰,右手置于患者的下颌下方,拇指轻按于下颌部,将颌部向前抬起。此方法解除舌后坠效果最好,常作为首选方法。

（2）仰面抬颈法:左手抬起患者颈部,右手以小鱼际肌侧按前额,使其头后仰,颈部抬起。此方法在头颈部损伤者禁用。

（3）托下颌法：双手肘置于患者头部两侧，将双手示、中、环指放在患者下颌角后方，向前抬起下颌，双手拇指推开患者口唇，用手掌根部及腕部使头后仰。此方法多用于颈部损伤者。

2. 清理呼吸道

（1）双指交叉法：操作者位于患者头顶，双手食指从患者口角插入口腔内，顶住上牙齿，双手拇指、食指交叉顶住下牙齿，利用这一交叉力打开口腔，便于对气道进行清理，此方法适用于牙关中度松弛的患者。

（2）齿后插入法：操作者用一食指从患者口角插入，经峡部与牙齿间进入口腔，一直伸到最后上、下白齿之间，将口张开，此方法可用于牙关紧闭的患者。

（3）舌、下颌上提法：操作者用拇指伸入患者的口咽部，抬起舌根，其余四指抓住下颌即可张口，此方法适用于牙关完全松弛的患者。

以上方法将患者口腔打开后，都要立即将头转向一侧，利用重力作用，使异物或分泌物流出口腔。对颈部损伤患者，则保持头、颈、胸一条直线。

三、口咽通气管法

【目的】解除呼吸道梗阻，保持呼吸道通畅。

【适应证】

1. 全身麻醉恢复期。

2. 呼吸停止或意识障碍而致舌后坠，分泌物堵塞者。

3. 经口气管插管的患者，防止患者咬插管而影响通气。

【禁忌证】

1. 喉头水肿。

2. 气管内异物。

3. 哮喘。

4. 咽反射亢进或口咽部创伤。

5. 上、下切牙有折断或脱落危险的患者。

【操作前准备】

1. 物品准备 口咽通气管、开口器、压舌板、吸引器、胶布、润滑剂、黏膜表面麻醉剂（1%~2% 丁卡因溶液）。

2. 患者准备 患者采用去枕平卧位,头后仰,清醒或半清醒患者需向口腔与咽后壁喷表面麻醉剂。

【操作程序】

1. 放口咽通气导管 选择口咽通气导管号型,其长度约从门齿到下颌角的位置;润滑导管;患者仰卧,张口,清除口腔内的异物;将通气管弯曲面朝向患者上腭方向插入口腔（操作者的拇指和食指交叉将上唇与下唇分开,另一手将通气管插入口中,通气道的弯曲面朝向腭部）;将舌压向一侧,管端达舌根深部,将通气管旋转 180° 再继续插入至其咽部合适的位置（口咽水平以下,会咽部以上）。避免过短或过长;确定有无气体进出,用胶布将通气道外端固定在唇面以防移位或脱出。

2. 整理用物。

3. 洗手,记录。

【注意事项】

1. 术前应先清除分泌物或呕吐物。

2. 双手托下颌时,防止用力过度造成下颌关节脱位。

3. 疑有颈椎损伤的患者,应选用托下颌法;严禁头部前屈、旋转及过度后仰,防止加重脊髓损伤;禁止使用仰面抬颈法打开气道。

4. 开口困难时,可使用开口器。

5. 口咽通气道插入至其咽部合适的位置,避免过短或过长。通气道要妥善固定导管,保持正确位置。

6. 及时清除口腔及鼻腔分泌物,保持呼吸道通畅。

7. 观察呼吸的深浅、节律,呼吸停止时应立即进行人工呼吸。

四、环甲膜穿刺术

【目的】

1. 解除呼吸道梗阻引起的窒息。

2. 建立临时的人工气道,为气管切开赢得时间,达到人工复苏的目的。

3. 采取未被咽部污染的痰标本,注射治疗药物。

【适应证】

1. 插管失败。

2. 喉头水肿,面部肿胀不宜插管。

3. 需要立即通气的一种急救措施。

【禁忌证】声门以上有完全阻塞者不能用此方法(因环甲膜穿刺术成功后,呼出气仍需上呼吸道排出)。

【操作前准备】

1. 物品准备 无菌注射盘、环甲膜穿刺装置、16号或18号针头(14号塑料静脉导管针与延伸管连接至手控开放活门,受控活门接到中心供氧或氧气筒的调压出口)、10ml无菌注射器、2%可卡因或丁卡因溶液、T形管、氧气、给氧管。

2. 患者准备 松开患者衣领扣,充分暴露患者颈部,使患者去枕仰卧位,并将小枕垫在患者肩部,保持头正中位并尽量后仰。

【操作程序】

1. 穿刺 操作者以手摸清穿刺点(环状软骨与甲状软骨之间,正中线上的软骨处),用安尔碘消毒,导管针与注射器相连,手持导管针,垂直或稍向气管方向倾斜45°向下刺入,注射器吸到空气,标志针进入气管(如用粗针头有落空感时,挤压胸部,气体从针头逸出)。

2. 连接给氧管 将导管从套管针腔内插入,拔出套管针,导管与延伸管相接。开启加压活门,开始被动吸气,如此间歇性吸入氧气,氧气调节器调压范围为 0~50kPa/cm^2,应选用能使肺膨胀的最小压力。如用粗针头,一手固定针头下端,将 T 形管与针头连接。开启氧气开关,氧气管置入 T 形管的另一端,吸气时,用示指封闭 T 形管另一端,氧气则吹入肺内;示指分开,T 形管开放,氧气停止吹入,则被动呼气。立即在此端接上简易呼吸器,进行人工辅助呼吸。

3. 准备气管切开　根据病情准备气管切开用物,准备配合气管切开。

4. 整理用物。

5. 洗手,记录。

【注意事项】

1. 穿刺过程中,针头如有落空感,说明已进入气管,表示穿刺成功,要停止进针,否则可损伤喉后壁的黏膜,还可能造成纵隔或皮下气肿。

2. 如穿刺成功后未置入导管,在患者呼吸情况未改善或气管插管前,操作者始终要用手固定针头。

3. 环甲膜穿刺仅仅是呼吸复苏的一种急救措施,不能作为确定性处理,复苏成功后多要做正规的气管切开。

操作3　呼吸机的应用

【目的】应用于各种疾病所致的中枢性和周围性呼吸衰竭。

【适应证】

1. 脑部外伤、感染、脑血管意外及中毒等所致中枢性呼吸衰竭。

2. 支气管、肺部疾患所致周围性呼吸衰竭。

3. 呼吸肌无力或麻痹状态。

4. 胸部外伤或肺部、心脏手术。

5. 心肺复苏。

【禁忌证】

1. 大咯血。

2. 肺大疱或肺气肿。

3. 未经引流的气胸或纵隔气肿,大量胸腔积液。

4. 未纠正的低血容量休克。

5. 急性心肌梗死及严重心力衰竭。

【操作前准备】

1. 物品准备　呼吸机、消毒好的呼吸机连接管、湿化罐、无菌蒸馏水。连接消毒好的呼吸机连接管,向湿化器罐内加注无菌蒸馏水至上下标记线之间,调节湿化器温度,预设温度为 32~36℃,接通电源和气源,将呼吸机与模拟肺相连。开机测试,检查机器启动、运转情况及系统有无漏气。设置呼吸机的通气模式、通气参数、报警限等。

设置呼吸机常用参数:

(1)潮气量(TV):指平静呼吸时一次吸入或呼出的气体量。正常人生理潮气量为 6~8ml/kg。因呼吸机的导管本身可容纳一定的气量,以及气管插管与患者的气道之间存在着间隙,大大增加了死腔量。故使用呼吸机时预设潮气量要大于生理潮气量。通常成人 8~12ml/kg,儿童 5~6ml/kg。也可通过 TV= 流速(F)× 时间(T)来设置。

(2)每分钟通气量(MV):成人 90~120ml/kg,儿童 120~150ml/kg。

(3)呼吸频率(RR):成人 12~16 次 / 分,儿童 16~25 次 / 分,婴幼儿 30 次 / 分,新生儿 40 次 / 分。临床上呼吸频率的设定应依患者的病情而定,肺充血水肿、胸膜增厚等限制性通气障碍患者(成人)可设定 16~20 次 / 分,而哮喘等阻塞性通气障碍患者(成人)应设定为 10~15 次 / 分。

(4)吸呼比(I:E):通常为 1:1~1:3。限制性通气障碍者 I:E 为 1:1~1:2,阻塞性通气障碍者 I:E 为 1:2~1:4。

（5）气道压力（VP）：成人 15cmH$_2$O~20cmH$_2$O，小儿 12cmH$_2$O~15cmH$_2$O。以能保证足够潮气量，又不影响回心血量、引起气压伤的最低气道压力为宜。

（6）吸氧浓度（FiO$_2$）：可在 21%~100%。通常设置在 40%~50%，脱机前 35%~40%。可根据血气分析和缺氧情况调节，以 PaO$_2$ 不超过 100mmHg 为宜。给氧浓度 >60%，持续时间不应超过 24 小时；给氧浓度 >80%，应不超过 6 小时，以免氧中毒。复苏时可用纯氧，不必顾忌氧中毒。

（7）PEEP：通常设为 0.3~0.5kPa（3~5cmH$_2$O），不超过 0.98kPa（10cmH$_2$O）。

2. 患者准备　向患者解释使用呼吸机的目的、意义、方法，以取得患者的合作。评估患者病情，生命体征情况，有无低血容量休克等。评估患者呼吸情况，有无张力性气胸，血氧饱和度情况，了解患者认知及配合程度。

3. 呼吸机与患者的连接

（1）面罩：主要用于神志清楚的患者，缺点是容易漏气，不便于吸痰，气体易进入胃内引起腹胀。

（2）气管插管：具有牢靠、效果好、维持时间长的特点，是临床上最常用的连接方法。梭型乳胶高压气囊维持时间为 72 小时，临床多用；低压预成形气囊插管维持时间可达 1 周。

（3）气管切开：长期需要进行呼吸机支持的患者应做气管切开。

【操作程序】

1. 确定是否有机械通气的指征。

2. 判断是否有机械通气的相对禁忌证，进行必要的处理。

3. 确定通气模式。

4. 设置呼吸机参数。

5. 确定报警限和气道压安全阀。气道压安全阀或压力限制一般调在维持正压通气峰压之上 5~10cmH$_2$O。

6. 调节温化、湿化器。湿化器温度应调至 32~36℃,24 小时湿化耗水量在 250ml 以上。

7. 调节同步触发灵敏度。一般压力触发灵敏度设为 –4~–2cmH_2O 或 0.1L/s,流速触发灵敏度设为 1~3L/min。

8. 打开电源开关,观察呼吸机工作状态。0.5~1 小时后依血气结果调整参数。

9. 停机

(1) 将呼吸机与人工气道断开。

(2) 关闭呼吸机和湿化罐电源。

(3) 脱开气源。

(4) 使患者保持舒适体位。

(5) 观察患者脱机后的呼吸情况,如呼吸是否正常、有无缺氧等。

10. 整理用物

(1) 连接管消毒后重新安装,机器表面用消毒液擦拭后放置备用。

(2) 记录停机的时间,患者呼吸及病情变化等。

【操作后护理】

1. 呼吸机应有专人负责保管,各种管道应用后应消毒后备用,仪器外部应保持清洁。

2. 长期应用呼吸机时,每周用 0.2% 过氧乙酸溶液或 1∶5000 有效氯溶液消毒外管道一次,定期测试,综合检查呼吸机功能。

3. 及时倒掉积水罐内的积水,查看积水罐是否滑脱,管道是否漏气,有无扭曲打折。积水罐倒出液需消毒处理。

4. 注意查看湿化器是否需要加注无菌蒸馏水,湿化效果如何,是否需要更换湿化滤纸。

5. 锁住呼吸机可自锁的轮子,防止机器移动。

6. 及时处理各种报警:电源、气源、湿化温度、通气量、压力及氧浓度和报警装置等。

操作4 椎管内麻醉

将局麻药注入椎管内的蛛网膜下腔或硬脊膜外腔,阻断部分脊神经传导,使其支配区域无痛的方法。

【目的】阻断部分脊神经传导,达到其支配区域无痛,便于局部手术。

【适应证】

蛛网膜下腔阻滞麻醉手术时间在 2~3 小时的腹部、下腹部、腰部、盆腔、肛门、会阴和下肢手术。硬脊膜外腔阻滞麻醉比腰麻要广,适用于颈、胸壁、腹部、会阴和四肢的各种手术。

【禁忌证】

1. 中枢神经系统疾病,如脊膜炎、颅内压增高等。

2. 穿刺部位或邻近部位皮肤感染。

3. 脊柱畸形、外伤。

4. 严重休克、贫血、脱水。

5. 急性心力衰竭或冠心病发作。

6. 婴幼儿及不合作的患者。

【操作前准备】

1. 饮食管理 麻醉前常规禁食 12 小时,禁饮水 4~6 小时,以减少术中或术后因呕吐物误吸导致窒息的危险性。

2. 麻醉前用药。

3. 心理护理 用恰当的语言向患者讲解麻醉方法和手术方案、配合方法,安慰并鼓励患者,缓解患者恐惧、焦虑情绪,取得患者的信任和配合,确保麻醉与手术的顺利实施。

4. 物品准备 麻醉穿刺包、局麻药、消毒物品等。

【操作程序】

1. 蛛网膜下腔阻滞麻醉 患者侧卧在手术台上,取低头、弓腰、抱膝姿势。一般选择第 3、4 或 4、5 腰椎棘突间隙为穿刺点。用碘酊、乙醇纱布涂擦穿刺点及其周围 15cm 范围皮肤消毒,铺无菌孔巾。

确定穿刺点后,在局部麻醉下用腰椎穿刺针垂直依次刺入到达黄韧带,再进针刺破硬脊膜和蛛网膜,拔出针芯有脑脊液滴出,说明穿刺成功。随后将一定量浓度及剂量的局麻药(普鲁卡因或丁卡因)经腰椎穿刺针注入蛛网膜下腔。

注药后应根据手术需要,利用麻醉药液比重高于脑脊液的特点,在 5~10 分钟内改变患者体位以调节麻醉平面。如取坐位,可得到肛门与会阴部的麻醉(鞍麻);取头高侧卧位,可得到下腹和下肢的单侧麻醉(偏腰麻);取头高仰卧位,可得到下腹和双下肢的麻醉;若取头低足高位,则麻醉平面逐渐上升,甚至出现肋间肌及膈肌麻醉。故临床麻醉中,要始终保持头高位,以免麻醉平面过高发生危险。

2. 硬脊膜外腔阻滞麻醉 患者的准备和体位与蛛网膜下腔阻滞麻醉相同。穿刺针较腰麻穿刺针为粗,如需留置导管则用勺形头穿刺针。在局部麻醉下,针头依次穿过皮肤、皮下组织、棘上和棘间韧带,当穿过黄韧带时有突然落空感,经测试有负压现象,回抽无脑脊液流出,证明确在硬脊膜外腔内,即可将麻醉药(常用利多卡因、丁卡因、布比卡因)注入。如果手术时间较长,需用持续给药法,则将导管从穿刺针头内插入,待导管超出勺状针头 3~4cm 时,即可将针头拔出,,而将导管留置在硬脊膜外腔,外用胶布妥善固定。一般给药时先给试探剂量,观察5~10 分钟,若无麻醉征象(下肢发热、麻木、脚活动障碍),血压、脉搏平稳,即可按手术需要正式给药。

对会阴部手术,也可采用骶管内麻醉(骶麻),即经骶裂孔穿刺给药,达到硬膜外麻醉的目的。

3. 硬脊膜外麻醉特点

(1)硬脊膜外麻醉的适用范围比腰麻广:由于麻醉药只阻滞硬脊膜外腔中的脊神经根,麻醉效果表现为节段性,故在颈、胸、骶各部位几乎都可以进行穿刺。适用颈、胸部、腹部、会阴和四肢的各种手术,尤其对腹腔部和下肢手术更为适宜。

(2)麻醉时间不受限制:硬脊膜外腔穿刺成功后,可经针头置入导管,并将导管留置在硬脊膜外腔中,每隔一定时间从导管注入局部麻醉药,以维持麻醉,直到手术完毕将导管拔出。所以麻醉时间可不受限制。

【操作后护理】

1. 蛛网膜下腔阻滞麻醉

(1)病情观察:注意观察患者生命体征,肢体的感觉、运动功能,液体出入量以及有无恶心、呕吐、头痛、尿潴留等并发症的发生。

(2)生活护理:麻醉后常规去枕平卧 6~8 小时,无异常可进食。

(3)常见并发症的护理

1)头痛:最常见,因穿刺后脑脊液流失,颅内压下降,脑血管扩张所致。应让患者平卧,减少起动,严重的可在硬脊膜外腔注入生理盐水、5% 葡萄糖或中分子右旋糖酐 30ml。

2)尿潴留:因骶神经被阻滞后恢复较迟、下腹部、肛门或会阴部手术后切口疼痛、下腹部手术时膀胱的直接刺激以及患者不习惯床上排尿体位等所致,可按摩、热敷、声音诱导等,必要时导尿。

3)低血压:腰麻患者的部分交感神经被抑制,迷走神经相对亢进,故可出现血压下降,可加快输液,必要时用升压药。

4)呼吸抑制:常见于胸段脊神经阻滞,表现为肋间肌麻痹,胸式呼吸减弱,潮气量减少,咳嗽无力,甚至发绀。可吸氧,维持循环,紧急时行气管插管、人工呼吸。

2. 硬膜外阻滞麻醉

(1)病情观察:注意观察患者生命体征,肢体的感觉、运动功能,液体出入量以及有无恶心、呕吐、尿潴留等并发症的发生。

（2）生活护理：麻醉后常规平卧 6~8 小时，无恶心、呕吐可进食。

（3）常见并发症的护理

1）全脊髓麻醉：是最危险的并发症，一旦发生，应立即以面罩加压给氧并紧急行气管内插管进行人工呼吸，加速输液，并以血管加压药维持循环稳定。

2）局麻药毒性反应：毒性反应一旦出现，应立即停用局麻药，积极对症处理。

3）其他：穿刺部位感染、导管折断、血肿等。

操作5　全身麻醉

全身麻醉（简称全麻）是通过麻醉药物的作用，对患者的中枢神经系统形成暂时性抑制，即患者暂时性的意识及全身痛觉消失，反射活动减弱，并伴有一定肌松弛的麻醉方法。

【目的】对患者的中枢神经系统形成暂时性抑制，有利于手术进行。

【适应证】全身的手术，如器官移植、心脏大血管等手术。

【操作前准备】

（一）饮食管理、心理护理及麻醉前用药同椎管内麻醉。

（二）全身麻醉方法及药物

1. 吸入麻醉　麻醉药经呼吸道吸入而产生全麻作用的麻醉方法，称吸入麻醉。常用于全身麻醉的维持。吸入麻醉药分为气体和挥发性液体两类，常用药物如下：

（1）氧化亚氮：为不燃烧、不爆炸的气体麻醉剂。麻醉作用弱，须与其他吸入麻醉药合用，毒性小，对循环系统无抑制，不刺激呼吸，对肝、肾无影响，可用于肝肾功能不全患者。

（2）恩氟烷（安氟醚）：为含卤素的不燃不爆、挥发性液体，麻醉效能好，诱导快，恢复平稳迅速，麻醉深时可出现呼吸抑制，肌松作用明显。可使脑血流量和颅内压增加。对肝功能影响小,对肾功能无影响。异氟烷为安氟烷异构体,理化性质稳定,诱导和苏醒迅速,对一般术前用药有高度互溶性,对呼吸、循环、肝肾功能影响小,有肌松作用。恩氟烷可使眼压降低,对眼内手术有利。因深麻醉时脑电图显示癫痫样发作,表现为面部及肌肉抽搐,因此有癫痫病史者应慎用。

（3）七氟烷（七氟醚）:麻醉性能强,对脑血管有舒张作用,可引起颅内压升高。诱导平稳迅速,血流动力学稳定,对呼吸道无刺激,无肾损害。用于麻醉诱导和维持。用面罩诱导时,呛咳和屏气的发生率低。麻醉后清醒迅速,清醒时间成人平均为10分钟,小儿为8.6分钟。苏醒过程平稳,恶心和呕吐的发生率低。

（4）地氟烷（地氟醚）:新型麻醉药,化学性质稳定麻醉性能弱,诱导和苏醒平稳迅速,呼吸抑制稍强于七氟烷,对心血管、肝肾功能影响很小。用于麻醉诱导和维持,麻醉诱导和苏醒都非常迅速。可单独以面罩诱导,浓度低于6%时呛咳和屏气的发生率低,也适用于门诊手术患者的麻醉,恶心和呕吐的发生率明显低于其他吸入麻醉药,但价格也较贵。

2. 静脉麻醉　将麻醉药注入静脉,产生全身麻醉的方法称静脉麻醉。用于吸入麻醉前做麻醉诱导或手术时间短的麻醉。常用药物有硫喷妥钠、氯胺酮、羟丁酸钠等。

（1）硫喷妥钠:注药后1分钟内神志消失,无兴奋期,可很快转移到脂肪组织中积存,使麻醉变浅。对呼吸中枢有选择性抑制,有抑制交感神经、兴奋副交感神经的作用,术中刺激喉头、气管等可激发喉痉挛或支气管痉挛。

（2）氯胺酮:麻醉浅,镇痛完全,诱导快,作用时间短,苏醒快,心血管明显兴奋,颅内压、眼压升高,意识与感觉分离,年轻人用后易出现幻觉、噩梦等。

（3）咪唑安定:具有较强的镇静、催眠、抗焦虑、抗惊厥及降低肌张力作用。可产生顺行性遗忘,表现为事后记忆受损,其作用与剂量有关,静注5mg以后的遗忘作用可达20~32分钟。起

63

效较快,半衰期较短。对呼吸的抑制作用明显,因此应特别注意呼吸管理。可作为麻醉前用药、麻醉辅助用药,也常用于全麻诱导,静脉全麻诱导的剂量为 0.15~0.2mg/kg。

(4)异丙酚(普鲁泊福、丙泊酚):一种快速强效的全身麻醉剂,为乳白色液体似"牛奶",主要用于全身麻醉的诱导和维持。其特点是起效快,持续时间短,苏醒迅速而平稳,不良反应少。用于全麻静脉诱导,剂量为 1.5~2.5mg/kg,因其对上呼吸道反射的抑制较强,气管内插管的反应也较轻。与其他全麻药复合应用于麻醉维持,用量为 6~10mg/(kg·h)。用于门诊手术的麻醉具有较大优越性,尤适用于门诊手术,如无痛胃镜、肠镜、人工流产等。副作用为对静脉有刺激作用;对呼吸抑制作用常较强;麻醉后发生恶心、呕吐。

3. 复合全身麻醉 指两种或两种以上的全麻药或(和)方法复合应用,可取长补短,以达到最佳临床麻醉效果。根据给药的途径不同,复合麻醉可大致分为全静脉麻醉和静吸复合麻醉。全静脉麻醉是指在静脉麻醉诱导后,采用多种短效静脉麻醉药复合应用,以间断或连续静脉注射法维持麻醉。由于静脉麻醉药的镇痛和肌松效果很弱,因此需要静脉麻醉药物、麻醉性镇痛药和肌松药复合应用。

静脉麻醉药使用方便,起效快,但是镇痛作用弱,麻醉深度缺乏明显的标志,给药时机较难掌握,有时麻醉可突然减浅。吸入麻醉药起效较慢,需要气管插管,但是麻醉深度易于判断和控制。为了相互取长补短,临床上常将两种全麻药物联合使用,在静脉麻醉的基础上,于麻醉减浅时,间断吸入挥发性麻醉药,这样既可维持相对麻醉稳定,又可减少吸入麻醉药的用量,有利于麻醉后迅速苏醒。静吸复合麻醉适应范围较广,麻醉操作和管理都较容易掌握。

【操作程序】

1. 麻醉诱导 全身麻醉的诱导是指患者接受全麻药后,由清醒状态到神志消失,并进入全麻状态后进行气管内插管,这一阶段称为全麻诱导期。常用静脉全麻药物诱导,有时也用吸入性全麻药物诱导。静脉诱导法与吸入诱导法相比,静脉诱导较迅速,舒适,无环境污染。待患者神志消失后再注入肌松药,全身骨骼肌逐渐松弛,然后进行气管内插管。插管成功后,立即与麻醉机相连接行机械通气,并可转由吸入麻醉药维持麻醉。

2. 麻醉维持　这个阶段主要任务是使用全麻药物维持适当的麻醉深度,以满足手术的要求。乙醚麻醉深度的分期标准是以意识、痛觉、反射活动、肌肉松弛、呼吸和血压的抑制程度为标准分为四期:

(1)第1期(镇痛期):自诱导到意识消失,大脑皮质逐渐抑制,痛觉逐渐减退,此期不宜手术。

(2)第2期(兴奋期):大脑皮质抑制,皮质下中枢失控,临床表现出兴奋状态,此期禁忌任何手术。

(3)第3期(手术麻醉期):皮质下中枢受抑制,根据反射、呼吸、循环、肌松程度又分四级:第一级,呼吸规律,频率稍快,眼睑反射消失,但肌肉不松,可行一般手术;第二级,眼球中央固定,呼吸稍慢,肌肉松弛,可行腹部手术;第三级,瞳孔开始散大,腹式呼吸增强,血压下降,肌肉松弛,可行刺激强度大的手术;第四级,呼吸停止,循环抑制,应立即人工呼吸,减浅麻醉深度。

(4)第4期(延髓麻醉期):呼吸停止,测不到血压,瞳孔完全散大,如不及时抢救可致死亡。

3. 麻醉苏醒　是患者从麻醉状态转为清醒的过程。手术结束后,除意识障碍患者需带气管插管回病房外,一般应待患者意识恢复、拔除导管后送回病房。此部分工作可在手术室或在麻醉恢复室完成,危重患者则需直接送入重症监护病房。

【操作后护理】

1. 病情观察

(1)患者意识是否清醒:有无麻醉药所致幻觉和异常行为;

精神状态如何。

（2）监测生命体征：早期应每 15~30 分钟测量血压、脉搏、呼吸频率 1 次，可以连接心电监护，加强观察。

（3）观察并记录液体出入量。

（4）观察并评估患者肢体感觉、运动有无异常。

2. 生活护理　常规去枕平卧 6~8 小时，麻醉未醒患者头偏向一侧，防止呕吐误吸，同时应注意防止意外损伤，必要时适当约束；清醒患者如果无恶心、呕吐，可以酌情进食。

3. 常见并发症的护理

（1）呼吸系统

1）呼吸暂停：人工呼吸，必要时气管插管内人工呼吸。

2）上呼吸道梗阻：置入口咽或鼻咽通气道或人工呼吸。

3）急性支气管痉挛：在保证循环稳定的情况下，快速加深麻醉，松弛支气管平滑肌；经气管或静脉注入利多卡因、氨茶碱、糖皮质激素、平喘气雾剂等。

4）肺不张：在完善镇痛的基础上，做深呼吸和用力咳痰。若为痰液阻塞，可在纤维支气管镜下经逐个支气管口吸出痰液，并进行冲洗。

5）肺梗死：抢救极为困难，应及时开胸心脏按压、并行肺动脉切开取栓。

6）肺脂肪栓塞：抢救以循环、呼吸支持和纠正低氧血症为主。

（2）循环系统

1）心脏停搏：是全身麻醉中最严重的并发症，应迅速进行心肺复苏。

2）高血压：是全身麻醉中常见的并发症，可遵医嘱用降压药。

3）低血压：快速输注晶体和胶体液，酌情输血。血压急剧下降者，如快速输血、输液仍不足以纠正低血压时，应及时使用升压药。

4）室性心律失常：对频发室性期前收缩以及室颤者，应予药物治疗同时电击除颤。

（3）术后恶心呕吐：为最常见的并发症，遵医嘱用昂丹司琼、甲氧氯普胺。

项目三　护资考场自测

A2 型题

1. 王先生，25 岁，急性阑尾炎入院后，通过腰麻行阑尾切除，术后去枕平卧 6 小时是为防止（　　）

　　A. 血压下降　　　　B. 头痛　　　　　　C. 呼吸抑制

　　D. 恶心、呕吐　　　E. 意外情况发生

2. 李先生，36 岁，因外伤骨折需要手术治疗，下列麻醉中，不可在局麻药中加入肾上腺素的是（　　）

　　A. 腰麻　　　　　　　　　B. 臂丛神经阻滞麻醉

　　C. 区域阻滞麻醉　　　　　D. 局部浸润麻醉

　　E. 指神经阻滞麻醉

3. 刘女士，20 岁，手部外伤缝合前使用苯巴比妥钠，该药作为局部麻醉前必需的用药，主要是因为（　　）

　　A. 有镇静作用　　　　　　B. 有催眠作用

　　C. 能减少呼吸道分泌　　　D. 能减轻迷走神经反射

　　E. 能预防局麻药中毒反应

4. 马先生，34 岁，行心脏瓣膜手术需要全身麻醉，患者清醒前最危险的意外及并发症是（　　）

　　A. 呕吐物窒息　　　B. 体温过低　　　　C. 坠床

　　D. 引流管脱落　　　E. 意外损伤

5. 梁女士，42 岁，因胃大部切除术需全身麻醉，为保持呼吸

道通畅,减少呼吸道分泌物,麻醉前用药是(　　)

　　A. 阿托品　　　　　B. 苯巴比妥钠　　C. 地西泮

　　D. 哌替啶　　　　　E. 氯丙嗪

　　6. 郑先生,30岁,因疝气手术需腰麻,术后患者的体位应是(　　)

　　A. 仰卧位　　　　　B. 去枕平卧　　　　C. 俯卧位

　　D. 头高卧位　　　　E. 半卧位

　　7. 刘先生,45岁,因手术需全身麻醉,为防止全麻时呕吐和手术后腹胀,手术前禁食、禁饮的时间是(　　)

　　A. 4小时禁食,1~2小时禁水

　　B. 6小时禁食,4~6小时禁水

　　C. 8小时禁食,6~8小时禁水

　　D. 10小时禁食,4~6小时禁水

　　E. 12小时禁食,4~6小时禁水

　　8. 严先生,33岁,因肺癌手术需全身麻醉,术后患者完全清醒的标志是(　　)

　　A. 睫毛反射恢复　　B. 能睁眼看人　　　C. 眼球转动

　　D. 呻吟翻身　　　　E. 能准确回答问题

　　9. 陈某,女,左手环指患脓性指头炎,拟在指神经阻滞麻醉下手术切开引流。为预防局麻药毒性反应,哪项护理是错误的(　　)

　　A. 局麻药须限量使用

　　B. 局麻药浓度不能过高

　　C. 常规麻醉前用药

　　D. 麻醉药中加少量肾上腺素

　　E. 防止局麻药注入血管

　　10. 王先生,25岁,因急性阑尾炎入院,在蛛网膜下腔麻醉下实施阑尾切除术,术中突然出现严重呼吸困难,应立即采取的措施是(　　)

A. 吸氧

B. 气管插管、人工呼吸、给氧

C. 抬高上半身

D. 应用呼吸兴奋剂

E. 测血压

11. 崔先生,42岁,因食管癌行开胸手术,其麻醉必须采用
(   )

A. 气管内麻醉   B. 静脉麻醉

C. 开放滴药吸入麻醉   D. 基础麻醉

E. 局部麻醉

12. 刘女士,48岁,患乳腺癌,近日在全身麻醉下实施乳癌根治术。患者清醒前,下列哪项护理最重要(   )

A. 每15分钟测生命体征一次

B. 去枕平卧,头偏向一侧

C. 保持输液道通畅

D. 注意观察伤口渗血情况

E. 防止意外损伤

13. 张先生,49岁,有吸烟史,全麻术后回病房,麻醉未清醒,患者血压脉搏正常,吸气困难,呼吸时喉头有啰音,应考虑为
(   )

A. 舌后坠   B. 呼吸道分泌物多

C. 呕吐物窒息   D. 喉痉挛

E. 呼吸不规则

14. 李先生,28岁,上午在全麻下行二尖瓣置换术未醒,测血压、脉搏的间隔时间应为(   )

A. 5~10分钟   B. 15~30分钟   C. 30~60分钟

D. 60分钟   E. 90分钟

15. 刘先生,38岁,行胃大部切除术,术中患者血压、脉搏正常,患者出现吸气困难、发绀,喉部发生高调鸡鸣声,考虑为喉

痉挛所致,应首先采用的措施为(　　　)

A. 吸氧

B. 吸痰

C. 解除诱因,加压给氧

D. 用一针头经环甲膜刺入气管内输氧

E. 静脉注射肌松剂后气管插管

A3/A4 型题

(1~2 题共用题干)

李先生,42 岁,患有胆囊结石十余年,近日吃油腻食物后再次发作,腹痛、黄疸,体温 38℃,给予输液抗感染治疗,并在硬膜外麻醉下实施胆囊切除术

1. 麻醉前禁食、禁饮的主要目的是预防(　　　)

A. 呕吐误吸　　　　B. 术中排便　　　　C. 术后尿潴留

D. 术后腹胀　　　　E. 术后便秘

2. 硬膜外麻醉最严重的并发症是(　　　)

A. 血压下降　　　　B. 血管扩张　　　　C. 尿潴留

D. 全脊髓麻醉　　　E. 呼吸变慢

(3~5 题共用题干)

王某,男,60 岁,全麻术后回病房,麻醉未清醒,患者血压为 90/60mmHg,心率 92 次 / 分钟,呼吸困难,有鼾声

3. 该患者应考虑(　　　)

A. 喉痉挛　　　　　　　　B. 呼吸道分泌物多

C. 舌后坠　　　　　　　　D. 误吸

E. 血压下降

4. 该患者主要的护理诊断为(　　　)

A. 有窒息的危险　　　　　B. 气体变换受损

C. 低效性呼吸状态　　　　D. 有受伤的危险

E. 心输出量减少

5. 首先应采取的护理措施为( )

A. 吸痰

B. 加压吸氧

C. 头偏向一侧

D. 加快输液速度

E. 用手托起下颌,使舌在下颌切牙之前,至鼾声消失

参考答案:

A2 型题

1. B 2. E 3. E 4. A 5. A 6. B 7. E 8. E

9. D 10. B 11. A 12. B 13. B 14. B 15. C

A3/A4 型题

1. A 2. D 3. C 4. A 5. C

(陈明昌)

第四章

围手术期护理实践

项目一 典型案例分析

案例1 胃癌根治术术前患者的护理

王先生,70岁,因上腹部隐痛1年,近1个月加重,且疼痛规律改变,精神状态差,消瘦明显,经胃镜检查确诊为胃癌,将于近日择期行胃癌根治术,入院查体:体温:36.8℃,脉搏:65次/分,呼吸:17次/分,血压:168/92mmHg,患者既往有糖尿病、冠心病、高血压等病史。

请讨论:

1. 目前该患者主要存在的护理问题是什么?

2. 术前应采取哪些护理措施?

分析:

1. 主要存在的护理问题

(1)焦虑或恐惧:与对疾病的不了解、害怕麻醉和手术意外、担心身体缺陷和术后并发症、考虑医疗费用和预后等有关。

(2)知识缺乏:缺乏与疾病、手术、术前配合等相关的知识。

(3)营养失调-低于机体需要量:与原发疾病造成机体营养摄入不足有关。

(4)睡眠型态紊乱:与疾病影响、住院环境陌生、担心预后等有关。

（5）潜在并发症:感染等。

2. 护理措施

（1）心理护理:态度和蔼,热情接待,同情、关心患者及亲属,向其介绍责任医师及护士、医院环境、规章制度。说明手术的必要性,介绍术前(如备皮、各项检查)、术中(如手术体位、麻醉)和术后(如引流管、氧气管、导尿管)常用医疗和护理措施的目的及可能的感受,指导其如何与医护配合。与患者和亲属沟通,了解患者和亲属的心理反应。

（2）提高患者手术的耐受能力的护理

1）协助完成术前各项检查,积极处理原发病

①高血压:血压超过 180/100mmHg 的患者,手术中并发脑血管意外和充血性心力衰竭的危险会增加,应给予降压药物,使血压稳定在 160/100mmHg 以下,减少手术危险性。

②冠心病:术前遵医嘱给予药物支持。

③糖尿病:手术前应控制血糖在 5.6~11.2mmol/L,尿糖在（+）~（++）。入院前口服降糖药物治疗者,术前改用胰岛素皮下注射。

2）安置舒适的体位,保持病房整洁安静,保证患者有充足的睡眠和较轻松的心情。

3）改善营养状况,告知营养不良的危害。能进食者,鼓励高蛋白、高热量、高维生素、易消化的饮食;不能进食者,给予胃肠内或胃肠外营养支持。

（3）胃肠道准备

1）一般准备:术前 12 小时禁食,4~6 小时禁饮,以防麻醉或手术中呕吐引起窒息和吸入性肺炎。于术前一日晚用 0.1%~0.2% 肥皂水灌肠,排空肠腔内粪便,以防麻醉后肛门括约肌松弛大便排出污染手术区,并能减轻术后腹胀和便秘。

2）胃肠道准备:入院后即给低渣饮食,术前 1~2 天进流质饮食。术前常规放置胃管,以减少术后胃潴留的发生。

3）排便练习：术后需卧床排便者,应进行卧床大小便训练,减少术后便秘和尿潴留的发生。

（4）呼吸道准备：目的是预防术后肺部并发症的发生。有吸烟嗜好者,术前2周戒烟,以免呼吸道黏膜因受尼古丁刺激分泌物过多而阻塞气道;已有肺部感染者,术前3~5天起应用抗生素;痰液黏稠者,可给予超声雾化吸入,通过拍背或体位引流排痰;指导患者做深呼吸及有效地咳嗽排痰练习。

（5）手术区皮肤准备：简称备皮,其目的是防止切口感染和伤口愈合障碍,包括手术区皮肤的清洁及皮肤上毛发的剃除。

案例2 胃癌切除术术后患者的护理

　　刘先生,65岁,体重65kg。因呕血、黑便1周入院,有呕鲜血,量较多,并伴有黑便,有头晕、晕厥1次。门诊初诊为上消化道出血。予抑酸、止血和支持治疗后稍好转。患者为进一步治疗收入外科,胃镜病理提示:胃窦部腺癌。完善相关检查支持治疗,患者在全身麻醉下行胃癌切除术（毕Ⅰ式胃肠吻合手术）。术后入监护室监护,给予胃肠减压,腹腔引流管。予抗感染,抗休克,抑制消化道出血,抑制消化液分泌以及营养支持。

请讨论：

1. 目前该患者主要存在的护理问题是什么?

2. 术后应采取哪些护理措施?

分析：

1. 主要存在的护理问题

（1）疼痛：与手术创伤、留置引流管有关。

（2）清理呼吸道无效：与痰液粘稠、切口疼痛不能有效咳嗽有关。

（3）恶心、呕吐：与麻醉反应、电解质平衡失调等有关。

（4）有感染的危险：与手术后留置各种引流管有关。

（5）尿潴留：与麻醉影响、切口疼痛及不习惯床上排尿等有关。

（6）营养失调-低于机体需要量：与手术创伤、术后禁饮食等有关。

（7）潜在并发症：与术后出血、切口感染、肺不张和肺炎及深静脉血栓等有关。

2. 护理措施　当患者回病房后,通过向护送患者的医护人员询问手术方式和术中患者的病情变化、相应处理等,了解患者手术中情况,以供制定术后护理措施时参考。

（1）生命体征观察：每15~30分钟测一次患者的生命体征,直至病情平稳后改1~2小时测一次,发现异常及时报告医生,并协助处理。

手术后由于机体对创伤的反应,如术中分解产物、渗血渗液的吸收等,常可引起发热,临床上称为外科热或吸收热,一般在38℃左右,不需降温处理,2~3日后可恢复正常。若术后发热超过38.5℃或退热后又发热,则要考虑感染等其他原因引起的发热。

（2）一般护理

1）体位安置：应根据麻醉情况、术式、疾病性质等安置患者体位,全麻尚未清醒者,取平卧位,头转向一侧,避免口腔分泌物或呕吐物误吸入气道,麻醉清醒后可根据手术部位调整体位,多采用低半坐卧位,既能降低腹壁张力,减轻切口疼痛,有利于呼吸,又有利于腹腔引流,防止发生膈下脓肿。

2）饮食护理：手术后开始饮食的时间与手术方式、麻醉方法和是否涉及胃肠道有关。

全身麻醉：需待患者麻醉清醒、恶心呕吐反应消失后先给流质饮食,以后视情况改为半流质或普食。

3）切口护理:手术后应注意观察敷料有无污染或松脱、切口有无出血、渗血、渗液及感染征象。少量渗血,可加压包扎;敷料污染或松脱,应及时更换;大量出血及切口感染,应报告医生,并协助处理。

4）引流管的护理:术后有效的引流是防止术后发生感染的重要环节。术后应妥善固定,防止管道移位和脱落,并保持引流管通畅,防止引流管道扭曲、折叠、阻塞;严密观察和记录引流物的量、色、性状,发现有异常情况应立即与医生取得联系,配合处理;定期更换引流瓶或引流袋,注意无菌操作;掌握各类引流管的拔管指征、时间和方法:乳胶引流片一般于术后 1~2 天拔除,腹腔引流管一般术后 2~3 天拔除,胃肠减压管一般在肛门排气后拔除。

5）术后活动:原则上术后患者早期应该多做床上活动,并尽早离床活动。早期活动有利于增加肺活量,减少肺部并发症;改善全身血液循环,促进切口愈合,减少下肢深静脉血栓形成;有利于肠道和膀胱功能恢复,减少腹胀和尿潴留的发生。早期活动,应根据手术及病情的轻重和患者的耐受程度,逐渐增加活动范围及活动量:对术后近期或病情危重的卧床患者,应鼓励患者在床上做自主活动或协助其翻身、拍背、活动肢体、做深呼吸、咳嗽排痰等;在病情许可的情况下,术后 1~2 天可鼓励并协助患者离床活动,先在室内扶床活动或缓慢步行,再酌情到室外活动或户外散步;每次活动不能过累,以患者满意舒适为宜;防止患者摔倒,若出现心慌不适、脉快、出冷汗等症状应立即扶助患者平卧休息。

（3）心理护理:应根据患者麻醉和手术的具体情况,做好患者的思想工作及对患者和家属的解释工作;避免各种不良刺激,缓解不良心理反应,做好针对性的心理疏导及健康教育;创造安静、舒适的病区环境,保证患者有足够的休息和睡眠,以利早日康复。

（4）常见不适的护理

1）切口疼痛：常于麻醉作用消失后出现，24小时内疼痛最剧烈，2~3天后疼痛明显减轻。护士应明确疼痛的原因并对症处理：轻者给予口服去痛片，重者给予肌注哌替啶，必要时可4~6小时重复使用或术后使用镇痛泵；指导患者咳嗽、翻身或活动肢体时，用手按压切口部位，以减少切口张力刺激引起的疼痛；妥善固定引流管，防止引流管移动所致的切口牵拉痛。

2）发热：多为外科热，发热 <38.5℃，患者无太大不适，可不做处理但应密切观察。超过39℃，一般可采取物理降温，如酒精擦浴；也可采用药物降温，常用水杨酸类或芬噻嗪类。若是感染引起的发热，应加强观察和监测，以明确诊断并采取相应的措施。此外，还应保证患者有足够的液体摄入，及时更换潮湿的衣裤或床单。

3）恶心、呕吐：常见原因是麻醉后胃肠道功能紊乱的反应，待麻醉作用消失后，即可自然消失。应观察患者出现恶心、呕吐的时间及呕吐物的量、色、性状并做好记录；稳定患者情绪，协助其取合适体位，意识不清者应将头偏向一侧，防止呕吐后误吸引起吸入性肺炎或窒息；吐后给予口腔清洁护理及整理床铺；遵医嘱使用镇吐药物等。若腹部手术后反复呕吐，应考虑急性胃扩张或肠梗阻。

4）腹胀：一般是由于麻醉抑制胃肠道功能，肠腔积气过多所致。多于术后2~3天，胃肠蠕动恢复、肛门排气后自行缓解。应鼓励患者早期下床活动以促进肠蠕动避免腹胀；开始进食者，不宜进食易产气的含糖高的食物和奶制品，以免加重腹胀。腹胀患者可采取持续性胃肠减压、肛管排气及高渗溶液低压性灌肠等缓解；如手术后数日而仍未排气，兼有腹胀，无肠鸣音，多提示肠麻痹或肠梗阻的发生。

5）呃逆：手术后早期发生暂时性呃逆者，可能是神经中枢或膈肌直接受刺激所引起，可经压迫眶上缘、抽吸胃内积气和积液、短时间内吸入二氧化碳、给予镇静或解痉药物等措施处理后缓解。如果上腹部手术后出现顽固性呃逆,应警惕膈下感染,及时通知医生,做进一步检查并及时处理。

6)尿潴留:多见于腹部或肛门会阴部手术患者,主要由于麻醉引起排尿反射受抑制、切口疼痛引起膀胱和后尿道括约肌反射性痉挛以及患者不习惯床上排尿等引起。护士应先稳定患者的情绪;在取得患者合作,增加其自行排尿信心的前提下,若无禁忌,可协助其坐于床沿或站立排尿;诱导患者建立排尿反射,如听流水声、下腹部热敷、轻柔按摩等;应用镇静止痛药解除切口疼痛或用氯贝胆碱刺激膀胱逼尿肌收缩,或采取针灸、电刺激等方法来促进膀胱功能恢复;若上述措施均无效,可在严格无菌技术下导尿。第一次导尿量超过 500ml 者,应留置导尿管 1~2 天,有利于膀胱逼尿肌收缩功能的恢复。若有器质性病变者(如骶前神经损伤、前列腺增生等)也需留置导尿。

(5)手术后并发症的预防及护理

1)术后出血:术后出血应以预防为主,包括手术时务必严格止血,结扎规范牢靠,关腹前确认手术野无活动性出血点,有凝血障碍者应在术前纠正凝血障碍等。若发现手术后切口出血,如为少量出血,仅伤口敷料或引流管内有少量鲜血,一般经更换切口敷料、加压包扎或全身使用止血剂即可止血;如为活动性出血,应立即输血输液抗休克,并立即报告医生,迅速做好术前准备再次手术止血。

2)切口感染:预防切口感染的关键在于时刻严格遵守无菌技术,手术操作认真仔细,防止出血、残留死腔及术后加强患者的营养护理,增强患者的抗感染能力和保持切口敷料的清洁、干燥,合理使用抗生素等。若发现切口感染,在感染早期局部给予热敷、理疗或用抗生素局部封闭可使炎症吸收消失;若出现红、肿、压痛及波动感,即可证实已有脓肿形成,应拆除局部缝线、敞开切口、放置引流、定时更换敷料,争取二期愈合。

3）切口裂开

预防：①手术前后加强营养支持；②手术时用减张缝线，术后延缓拆线时间；③应在良好麻醉、腹壁松弛条件下缝合切口，避免强行缝合造成腹膜等组织撕裂；④切口外适当用腹带或胸带包扎；⑤及时处理引起腹内压增加的因素如腹胀、排便困难。如发现切口全层裂开，可加强安慰和心理护理，使其卧床休息，保持镇静；立即用无菌生理盐水纱布覆盖，并用腹带包扎；通知医生入手术室重行缝合处理。如有内脏脱出，切勿立即将内脏还纳，以免造成腹腔感染。如切口部分切开或裂开较小时，可暂不手术，待病情好转后择期行切口疝修补术。

4）肺不张及肺炎

肺部并发症的预防包括：①术前做好呼吸道准备；②全麻手术拔管前吸净支气管内分泌物；③术后取平卧位，头偏向一侧，防止呕吐物和口腔分泌物的误吸；④胸、腹带包扎松紧适宜，避免限制呼吸的固定或绑扎；⑤鼓励患者深呼吸、咳嗽，协助体位排痰或给予雾化吸入，以利于气管内分泌物排出。若发生肺不张，应鼓励患者深吸气、咳嗽、排痰，并协助患者翻身、拍击背部，以解除支气管阻塞，使不张的肺重新膨胀；如痰量持续增多，可行支气管镜吸痰，必要时做气管切开；为防止肺炎的发生，应同时全身使用有效的抗生素。

5）泌尿系统感染：指导患者尽量自主排尿、预防和及时处理尿潴留是预防尿路感染的主要措施。泌尿系统感染时应鼓励患者多饮水，使尿量保持在 1500ml 以上，并保持排尿通畅；同时使用有效抗生素，可根据细菌敏感试验选择用药；如残余尿在500ml 以上，应留置导尿管持续引流 1~2 天；插导尿管和膀胱冲洗时，应严格无菌操作，避免带来新的感染或二重感染。

6）深静脉血栓

预防措施包括：鼓励患者术后早期离床活动，卧床期间进行下肢的主动或被动运动，加速下肢静脉的回流；高危患者，下肢用弹性绷带或穿弹性袜以促进血液回流;避免久坐,坐时避免跷脚;血液高凝状态者,可给予抗凝药物。如证实为深静脉血栓形成,则应:①卧床休息,抬高患肢、制动;②禁忌经患肢静脉输液;③严禁按摩患肢,以防血栓脱落;④溶栓治疗和抗凝治疗,治疗期间应监测出凝血时间和凝血酶原时间。

(6)健康教育

1)根据患者的不同心理状态给予个体化的心理疏导,教会患者自我调节、自我控制,以保持良好的心态、乐观的情绪。

2)按照患者需求指导患者,使患者能够了解病情、治疗和护理的目的及主动配合。

3)根据病情轻重和患者的耐受程度循序渐进指导其术后锻炼,教会患者缓解不适及预防术后并发症的简单方法。

4)指导患者定期门诊随访。

项目二 护理技术操作详解

操作1 备皮法

皮肤准备是预防切口感染的重要环节,包括剃除手术区毛发和清洁皮肤。若切口周围毛发不影响手术操作,可不必剃除,因为剃毛可造成肉眼看不到的表皮损伤,反而形成细菌生长繁殖的基础。

【目的】

防止切口感染和伤口愈合障碍。

【适应证】

切口周围毛发影响手术操作的患者。

【操作前准备】

1. 物品准备 托盘内放置一次性备皮刀、弯盘、治疗碗(内盛皂球数只)、持物钳、橡胶单及治疗巾、毛巾、棉签、乙醚、手电筒,脸盆内盛热水。骨科手术还应准备软毛刷、75% 乙醇、无菌巾、绷带等。

2. 备皮范围(图 4-1)

(1)颅脑手术:术前 2 小时剃净头发及项部毛发,不剃眉毛。

(2)颈部手术:自唇下至乳头水平线,两侧至斜方肌前缘。

(3)乳房及前胸手术:自锁骨上至脐水平,患侧至腋后线,对侧至锁骨中线或腋前线,包括患侧上臂上 1/3、肩和腋窝,剃腋毛。

(4)胸部手术:自锁骨上、肩上至脐水平,前至对侧锁骨中线或腋前线,后至对侧肩胛下角,包括胸部、上腹、患侧腋下和上臂。

(5)上腹手术:自乳头连线至耻骨联合,两侧至腋后线。

(6)下腹手术:自剑突至大腿上 1/3 前内侧及外阴部,两侧至腋后线。

(7)腹股沟及阴囊部手术:自脐水平线至大腿上 1/3,两侧至腋后线,包括会阴部。

(8)肾区手术:乳头水平至耻骨联合,前后均过正中线。

(9)会阴及肛门部手术:自髂前上棘水平线至大腿上 1/3 的内、前、后侧,包括会阴区、臀部及腹股沟部。

(10)四肢手术:以切口为中心,上下各 20cm 以上,一般为整个肢体。

【操作程序】

1. 做好解释工作,将患者接到治疗室,注意保暖及照明,保护患者隐私。

2. 铺橡胶单及治疗巾,暴露备皮部位。

3. 用持物钳夹取肥皂水棉球涂擦备皮区域,一手绷紧皮肤,一手持备皮刀,分区剃净毛发。

4. 剃毕用手电筒照射仔细检查是否剃净毛发。

5. 用毛巾浸热水洗去局部毛发和肥皂液。

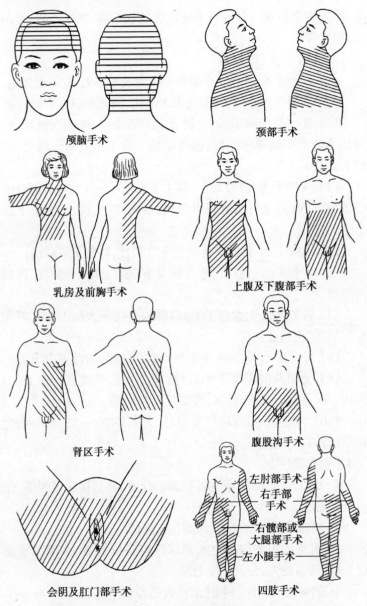

颅脑手术

颈部手术

乳房及前胸手术

上腹及下腹部手术

肾区手术

腹股沟手术

左肘部手术
右手部手术
右髋部或大腿部手术
左小腿手术

会阴及肛门部手术

四肢手术

图 4-1　手术备皮范围

6. 腹部手术者需用乙醚棉签清除脐部污垢和油脂。

7. 四肢手术者,入院后应每日用温水浸泡手足 20 分钟,并用肥皂水刷洗,剪去指甲和已浸软的胼胝。

8. 特殊部位备皮

1)骨科手术:术前 3 天开始备皮。第 1 天先用肥皂水洗净,75% 乙醇消毒,无菌巾包裹;第 2 天用 75% 乙醇消毒,无菌巾包裹;第 3 天剃毛,75% 乙醇消毒后用无菌巾包裹术野;手术日晨再次消毒后无菌巾包裹。

2)颅脑手术:术前 3 天剃头,每天洗头 1 次(急诊例外),术前 2 小时再次剃净头发。洗头后戴清洁帽子。

3)阴囊阴茎手术:术前每天用温水浸泡,肥皂水洗净局部,术前 1 天剃毛。

【注意事项】

1. 剃毛刀片应锋利。

2. 剃毛前将皂液棉球蘸取少量热水后再涂擦于患者皮肤。

3. 剃毛时,应绷紧皮肤,应与毛发生长方向一致,以免损伤毛囊。

4. 剃毛后须检查皮肤有无割痕或裂缝及发红等异常状况,一旦发现应详细记录并通知医师。

5. 操作过程动作轻柔、熟练,注意患者保暖。

【操作后护理】

1. 撤掉橡胶单及治疗巾(杂用巾、一次性尿垫)。

2. 脱手套,帮助患者恢复体位。

3. 嘱患者备皮后沐浴,如卧床者应给予床上擦浴。

4. 撤掉屏风,开窗通风。

操作2 手术体位的安置

【目的】最大限度地保证患者的安全与舒适;充分暴露手术区域,同时减少不必要的裸露;保证呼吸和血液循环通畅,避免血管、神经受压;肢体及关节托垫须稳妥,不能悬空;妥善固定,防止各部位肌肉扭伤;便于麻醉及监测。

【操作前准备】患者应提前 30~45 分钟进入手术室,手术室护士应热情接待患者,按手术安排表仔细核实患者,确保患者及手术部位准确无误。同时,加强对手术患者的心理准备,减轻其焦虑、恐惧等心理反应,以配合手术的顺利进行。

【操作程序】

根据患者的手术部位,由巡回护士安置合理的手术体位(图 4-2)。

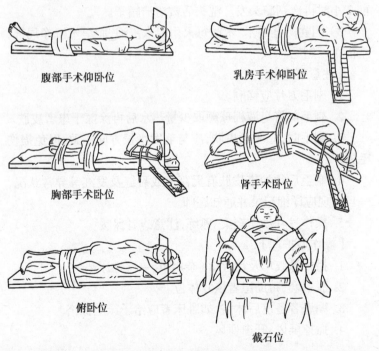

腹部手术仰卧位　　乳房手术仰卧位

胸部手术卧位　　肾手术卧位

俯卧位

截石位

图 4-2　手术体位

1. 仰卧位　适用于腹部、颅面部、颈部、骨盆及下肢手术等。患者手臂自然置于身旁,中单固定;或外展固定于托手板上,头下置一软枕,头部垫高 3~5cm;下肢用固定带固定于膝关节以上处。乳房手术患者取上肢外展仰卧位,患者手术侧靠近台边,肩胛下置一软垫,上臂外展,置于臂托上,对侧上肢用中单固定于体侧。

2. 侧卧位　适用于胸、腰部及肾手术等。胸部手术时患者健侧卧,下侧腋下垫软垫,双手置于侧卧架;上侧腿屈曲,下侧腿伸直,两腿垫软垫,固定髋部及膝部。肾手术时,患者健侧卧,下侧腋下垫软垫,双手置于侧卧架;腰下垫一软垫,使腰部抬高,利于手术野暴露;上侧腿伸直,下侧腿屈曲,两腿垫软垫,固定髋部及膝部。

3. 截石位　适用于肛门、直肠、尿道、阴道等部位手术。患者仰卧,手臂自然置于身旁,中单固定;臀部位于手术台尾部摇折处,必要时臀下垫一小枕;两腿分开,架于腿架上;腘窝垫以软枕,同时固定。

4. 俯卧位　适用于背部、臀部及脊柱手术。患者呈俯卧、头偏转向一侧,上肢半屈,置于头侧;胸部、耻骨及髂嵴垫以软枕,足下垫小枕;固定腘窝;注意保持呼吸通顺。

5. 半坐卧位　适用于鼻、咽部手术。患者仰卧,整个手术床后仰 15°,头端摇高 75°,足端摇低 45°,双腿半屈,头与躯干依靠在手术台上,两臂固定于体侧。

操作3　外科洗手法

指通过机械性洗刷及化学消毒的方法,尽可能刷除双手及前臂的暂居菌和部分常驻菌,常简称为外科洗手法。

【目的】目的是通过机械性刷洗和化学消毒的方法,尽可能清除手及前臂皮肤上的暂居菌和部分常驻菌。

【适应证】参加手术的医护人员。

【操作前准备】手术人员进入手术室,首先在非限制区内换上手术室专用鞋,穿上专用洗手衣和裤,将上衣扎入裤中,自身衣服不得外露;戴好专用手术帽和口罩,要求遮盖住头发、口鼻;指甲短且无甲下积垢,手臂皮肤无破损及感染,方可进入限制区进行手臂的洗刷与消毒。

【操作程序】

1. 肥皂水刷手法

(1) 按普通洗手方法将双手及前臂用肥皂和清水洗净。

(2) 用消毒毛刷蘸取消毒肥皂液刷洗从指尖到肘上 10cm 的区域,刷手时尤应注意甲缘、甲沟、指蹼等处。刷完一遍,用清水冲洗手臂上的肥皂水,注意指尖朝上肘向下。然后,另换一消毒毛刷,同法进行第二、第三遍刷洗,共约 10 分钟。

(3) 每侧用一块无菌毛巾从指尖至肘部擦干,擦过肘部的毛巾不可再擦手部,以免污染。

(4) 将双手至肘上 5cm 处浸泡在 75% 乙醇桶内 5 分钟,若对乙醇过敏,可改用 1∶1000 苯扎溴铵溶液或 1∶5000 氯己定(洗必泰)溶液浸泡 3 分钟。

(5) 浸泡消毒后,保持拱手姿势待干,双手不得下垂,不能接触未经消毒的物品。

2. 碘伏洗手法

(1) 按肥皂水刷手法刷洗双手、前臂至肘上 10cm,约 3 分钟,清水冲净,用无菌毛巾擦干。

(2) 用浸透 0.5% 碘伏的纱布,从一侧手指尖向上涂擦直至肘上 5cm 处,同法涂擦另一侧手臂。换纱布再擦一遍。保持拱手姿势,自然干燥。

3. 灭菌王刷手法

(1) 按普通洗手法用肥皂水洗净双手、前臂至肘上 10cm,用清水冲净。

(2) 用消毒毛刷蘸灭菌王 3~5ml 刷手、前臂至肘上 10cm,3 分钟,流水冲净后用无菌毛巾擦干。

(3) 用吸足灭菌王的纱布从手指尖涂擦到肘上 5cm 处,自然干燥。

操作4　穿脱无菌手术衣、无菌手套

【目的】

避免患者伤口感染。

【适应证】

参加手术的医护人员。

【操作前准备】

1. 物品准备　无菌手术衣、无菌手套

2. 手术人员准备　洗手、刷手。

【操作程序】

（一）穿无菌手术衣、戴无菌手套

1. 穿传统后开襟式无菌手术衣（图 4-3）

（1）手臂刷洗消毒后，从器械台上拿取折叠好的无菌手术衣，选择较宽敞处站立，手提衣领，抖开，注意勿将衣服外面触碰到其他物品或地面。

（2）两手提住衣领两角，衣袖向前，将衣展开，内侧面面对自己。

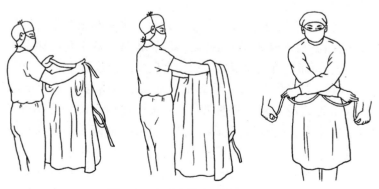

图 4-3　穿后开襟式无菌手术衣

（3）将衣向上轻轻抛起，两臂前伸，双手顺势插入袖中，不可高举过肩，也不可向左右伸开，以免污染。

（4）巡回护士在穿衣者背后抓住衣领内面，协助向后拉衣袖，并系好衣领后带。

（5）穿衣者双手交叉，身体略向前倾，用手指夹起腰带递向后方（腰带不交叉，手不能超过腋中线），巡回护士在背后接住腰带并系好。

（6）穿好手术衣后，穿衣者双手需保持在腰以上、肩以下、胸前视线范围内。

2. 穿包背式无菌手术衣 在手术中，手术人员的背部往往会触及手术器械台以及手术人员相互接触而造成无菌区的污染。包背式手术衣是在普通手术衣的背部增加了一块三角巾，穿好后可将术者背部包裹，减少了手术中污染的机会。

方法：同前述穿传统后开襟式无菌手术衣方法，穿好手术衣后戴好无菌手套，然后解开胸前衣带的活结，右手捏住三角部相连的腰带，递给巡回人员或已穿戴好手术衣和手套的手术人员，巡回人员应用消毒钳夹住腰带的尾端，穿衣者原地自转一周，接传递过来的腰带并于胸前系好，穿衣完毕。（图 4-4）

3. 戴无菌手套 戴手套法分为戴干手套和戴湿手套两种方法，前者是先穿手术衣后戴手套，后者是先戴手套后穿手术衣。戴手套时，首先要根据手的大小选择适合号码。

（1）戴干手套法：戴手套前已经穿好手术衣。从手套袋中取出无菌滑石粉包轻擦双手（一次性使用无菌手套例外），右手捏住手套的翻折部（内面），取出手套，使两只手套的掌面对合；显露左侧套口，左手指伸入左手套内；用戴了手套的左手 2~5 指插入右手套翻折部内，将右手插入手套内；分别将两手手套的翻折部翻回裹在手术衣的袖口上。用无菌生理盐水冲净手套外的滑石粉。戴手套时注意：未戴手套的手，不可触

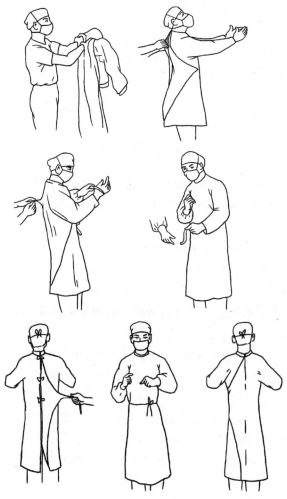

图4-4　穿包背式无菌手术衣

及无菌手套的外面,已戴手套的手,不可触及无菌手套的内面(图4-5)。

（2）戴湿手套法:戴手套前未穿手术衣。手套内要先盛放适量的无菌水,使手套撑开。右手提起一只手套口,将左手插入

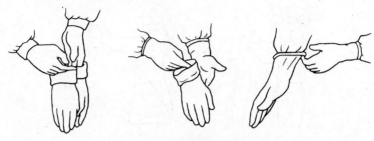

图 4-5 戴无菌手套

手套中;左手提起另一只手套口,将右手插入手套中。双手戴好手套后,将腕部稍向上抬起,让手套内的水沿肘部流下,再穿无菌手术衣。

（二）脱无菌手术衣及无菌手套

一般手术结束后,清洗手套外的血迹,先脱手套,再脱手术衣;需连台手术时,先脱手术衣,再脱手套。

1. 脱手术衣法 先由巡回护士解开腰带及领口系带,再由他人帮助或自行脱下手术衣。

（1）他人帮助脱衣法:自己双手抱肘,由巡回护士将手术衣肩部向肘部翻转,然后再向手的方向扯脱,如此则手套的腕部就随着翻转于手上。

（2）个人脱手术衣法:左手抓住右肩手术衣,自上拉下,使衣袖翻向外,如法拉下左肩手术衣。拉下全部手术衣,使衣里外翻,保护手臂及洗手衣裤不被手术衣外面所污染。最后脱下手术衣扔于污衣袋中。

2. 脱手套法

（1）手套对手套法脱下第一只手套:先用戴手套的手提取另一手的手套外面脱下手套,不使触及皮肤。

（2）皮肤对皮肤法脱下第二只手套:用已脱手套的拇指伸入另一戴手套的手掌部以下,并用其他各指协助,提起手套翻转脱下,手部皮肤不接触手套的外面。

如果无菌性手术完毕,需连续施行另一台手术时,若手套未破,可不用重新刷手,仅需 75% 乙醇浸泡 5 分钟,或取 0.5% 碘伏涂擦双手及前臂 2~3 分钟,即可穿无菌手术衣,戴无菌手套。如双手已被污染,或前一次手术为污染手术,则按洗手法重新洗手、消毒手臂。

操作 5　手术区铺单

【目的】

铺盖无菌布单的目的是除显露手术切口所必需的皮肤区以外,遮盖住其他部位,以避免和尽量减少手术中的污染。也可在手术区的皮肤上粘贴无菌塑料薄膜,切开后薄膜仍黏附在伤口边缘,可防止皮肤常存细菌在术中进入伤口。

【适应证】

各种无菌手术野。

【操作程序】

以腹部手术为例,铺单方法如下:

1. 铺皮肤巾　用 4 块无菌巾遮盖切口周围,又称切口巾。

（1）器械护士把无菌巾折边 1/3,第 1~3 块无菌巾的折边朝向第一助手,第 4 块巾的折边朝向器械护士自己,并按顺序传递给第一助手。

（2）第一助手接过折边的无菌巾,分别铺于切口下方、上方、对侧及自身侧。每块巾的内侧缘距切口线 3cm 以内,铺下的手术巾若需少许调适,只允许自内向外移动。如果铺巾的医师已穿好无菌手术衣,先铺自身侧。

（3）手术巾的四个交角处分别用布巾钳夹住,露出切口部分。现临床多用无菌塑料薄膜粘贴,皮肤切开后薄膜仍黏附在伤口边缘,可防止皮肤上残存的细菌在术中进入伤口。

2. 铺手术中单　将两块无菌中单分别铺于切口的上、下方。铺巾者需注意避免自己的手或手指触及未消毒物品。

3. 铺手术洞单 将有孔洞的剖腹大单正对切口,短端向头部、长端向下肢,先向上方再向下方分别展开,展开时手卷在大单里面,以免污染。要求短端盖住麻醉架,长端盖住器械托盘,两侧和足端应垂下超过手术台边 30cm。

操作6 器械台铺设与管理

【目的】

用于手术中放置各种无菌物品及器械。

【适应证】

各种无菌手术。

【操作前准备】

器械台的准备:器械台(无菌桌)用于手术中放置各种无菌物品及器械。要求结构简单、坚固、轻便、可推动、易于清洁,桌面四周有 4~5cm 高的围栏。一般分为大、小两种,规格(长 × 宽 × 高)为:大号器械桌 110cm × 60cm × 90cm,小号器械桌 80cm × 40cm × 90cm,应根据手术的性质、范围进行选择。

【操作程序】

1. 铺器械台步骤 一般于手术日晨,由巡回护士准备清洁、干燥、平整、合适的器械台。先将手术包、敷料包放于台上,用手打开包布(双层),注意只能接触包布的外面,由里向外展开,手臂不可跨越无菌区。再用无菌持物钳打开第二层包布,先对侧后近侧。器械护士刷手后,可用手打开第三层包布。铺在台面上的无菌巾共 6 层,无菌单应下垂至少 30cm。然后器械护士穿好无菌手术衣和戴好无菌手套后,整理器械台,将器械按使用的先后顺序分类、排放整齐。

2. 器械托盘 为可调高低的长方形托盘,盘面 48cm × 33cm,横置于患者的适当位置,用于手术时放置刀剪钳等常用器械和物品。手术区铺单时用双层手术单包裹,并在其上再铺手术巾。

操作 7 手术配合

手术中配合的护士分为器械护士和巡回护士。器械护士又称为手术护士或洗手护士,是直接配合的护士,直接参与手术,配合手术医师完成手术的全过程;巡回护士是间接配合的护士,不直接参与手术操作的配合,而是被指派在固定的手术间内,与器械护士、手术医师、麻醉医师配合完成手术。

【目的】

顺利完成各种手术。

【适应证】

各种中、大型手术。

一、洗手护士的配合

【操作前准备】

1. 手术前一天 了解手术情况,根据手术种类和范围备齐敷料、器械及手术用物,注意查对失效期。

2. 手术当天

(1)剪指甲,按时刷手,穿无菌手术衣、戴无菌手套、冲洗手套上的滑石粉。

(2)按程序整理器械桌,清点器械和缝合针等,并要巡回护士认真核对。

(3)准备好皮肤消毒剂。

(4)检查器械是否齐全,性能是否良好,需要时及时补充。

(5)按规定程序传递无菌单,固定好吸引器及电凝器。

【操作程序】

1. 手术开始后,应密切观察手术进程,准确、迅速地传递手术器械。

2. 保持手术区域的无菌和整洁。

3. 在整个手术进程中,要始终保持无菌桌及托盘的清洁、整齐。

4. 污染手术按规定操作配合。

5. 手术切下的标本应妥善保存,防止遗失。

6. 术中纱布按规定使用和管理,特别注意暂时放在伤口内的纱布要记清数量。关闭手术切口时按清点程序认真清点,同时请医生检查伤口。

7. 整个手术进程中均要维护和监督手术区的无菌状态。

【操作后护理】

1. 再次清点纱布、纱垫等,核对数字后在登记本上签名。

2. 检查标本、培养管登记情况。

3. 用后器械清点核对无误后交供应室清洗。

4. 术后随患者带走的器械,洗手护士负责请医生打借条,特殊仪器或贵重仪器应严格交班。

5. 术后做好患者交接问题。

二、巡回护士的配合

巡回护士负责患者的术中护理、所需物品的供应以及与有关部门的联络工作,并监督指导手术间内各级人员遵守无菌操作原则。

【操作前准备】

1. 手术前一天

(1) 访视患者,针对患者情况,解除患者思想顾虑,取得患者的密切配合。

(2) 准备手术间物品及体位用物。根据手术需要准备电刀、电钻等,并检查性能。

2. 手术当天

(1) 检查手术间的卫生,调节手术间的温度,再次检查、补充准备的物品。危重患者准备急救车及除颤器。

（2）仔细核对患者姓名、性别、年龄、血型、过敏史、病区、床号、住院号、诊断、手术名称、手术部位等基本情况,对新生儿要核对其手圈。

（3）了解患者术前准备情况,清点患者带入的物品,检查手术区皮肤准备情况以及术区皮肤有无破损。

（4）建立静脉通道,协助麻醉,按医嘱给药,严格执行查对制度。

（5）摆体位,做好查对,特别要注意左、右侧。做到固定牢固、暴露伤口清楚、患者舒适、无挤压、勿接触金属物。

（6）放好头架与托盘,摆好适当的脚凳。

（7）协助洗手护士穿无菌衣。清点器械数,准确记录,并与洗手护士核对。

（8）打开皮肤消毒液罐盖,暴露好手术野,将灯光对准手术野。协助医生穿无菌衣。

（9）铺无菌单后,连接吸引器、电刀电源,再次对灯光,四肢驱血手术配合气囊止血带打气。

【操作程序】

1. 切皮肤时患者有无麻醉不平稳而躁动。探查胸、腹时患者可能发生血压下降,要注意按医嘱给药。给药时必须三查七对,并与下达医嘱的医生核对。

2. 密切观察患者,注意静脉通畅,主动供应物品。及时填写护理记录。有留置尿管要及时观察尿量,并做记录。

3. 准确执行术中医嘱,在操作前口头重复医嘱,认真核对药名、剂量及用法,输血时要与麻醉师认真核对并签名。

4. 术中增加清点物品要及时登记,与洗手护士核对,并根据手术需要及时调节灯光。

5. 注意监督无菌技术,保持手术间的清洁、整齐、安静。

6. 注意观察吸引器瓶液量并及时处理。注意调整室温。

7. 术毕协助包扎切口,如有引流管,要妥善固定并接上无菌引流袋。

8. 术中打开无菌包

(1) 打无菌包时,如有污染,包内物品不可再用。

(2) 如果打开无菌包的带子,而包内物品未用完,此包不能再放回无菌室保存再用。

(3) 打开带子的无菌包未用时,不可按原样将带子束紧放在手术间,以防误送回无菌室。

9. 无菌镊子罐的使用

(1) 无菌罐内的液体应保持要求的浓度。镊子罐每周灭菌2次,并更换消毒液。

(2) 无菌钳浸泡在消毒液内的高度为关节处。持无菌钳的手不可触摸低于液面浸泡部位。

(3) 无菌钳不可单独拿出手术间夹取无菌物品。无菌钳取出或放入无菌罐时,要直上、直下,不可碰罐口边缘。

(4) 无菌钳只能夹递手术无菌桌上所需用的物品,不能夹治疗盘内物品及已开始手术的无菌桌上的物品。

(5) 已被污染的无菌钳不可放入镊子罐浸泡再用,而要从新更换。

(6) 应用无消毒液的空的灭菌镊子罐时,应每4小时更换一套。

【操作后护理】

(1) 将术中采取的标本放在标本容器内,标明患者姓名、病室、床号、病历号、日期等,送至相关科室。

(2) 清点患者所有物品,向护送患者回病房的人员交班。

(3) 将显微镜、除颤器等仪器按要求整理好,登记放回原处。

(4) 清理、补充手术间内物品。

(5) 督促检查术后手术间卫生打扫及进行空气消毒。

项目三　护资考场自测

A2 型题

1. 患者,男性,因胃癌入院,拟行胃大部手术切除术,以下哪项术前准备与预防术后并发症无关(　　　)

A. 禁烟　　　　B. 应用镇静剂　　　C. 注意口腔卫生

D. 清洁皮肤　　E. 训练卧床排尿

2. 患者,男性,59 岁,结肠癌根治术前需提前几天开始服用肠道不吸收的抗生素(　　　)

A. 1 天　　　　B. 2 天　　　　　　C. 3 天

D. 4 天　　　　E. 5 天

3. 患者,女性,32 岁,阑尾炎切除术后第 3 天,主诉切口剧痛难忍,检查体温 39℃,脉搏 98 次 / 分,WBC:15×10^9/L,首先考虑是(　　　)

A. 切口感染　　　B. 肺不张　　　　C. 泌尿系感染

D. 肺部感染　　　E. 外科手术热

4. 患者,女性,50 岁,幽门癌术后 1 周,主诉小腿胀痛压痛,水肿,腓肠肌挤压试验阳性,下列哪项护理措施是错误的(　　　)

A. 抬高患肢,制动　　　　　　B. 不经患肢静脉输液

C. 抗凝治疗　　　　　　　　　D. 溶栓治疗

E. 局部按摩

5. 患者,男性,23 岁,行脊柱手术时,患者体位应是(　　　)

A. 平卧位　　　　B. 侧卧位　　　　C. 俯卧位

D. 折刀位　　　　E. 半侧卧位

6. 李某,女性,行肠粘连松解术后,术后早期活动的优点,下列哪项提法不对(　　　)

A. 减少血栓性静脉炎的发生

B. 减少切口感染的机会

C. 减少肺部并发症

D. 防止腹胀、便秘

E. 促进排尿功能的恢复

7. 张某,肠道手术后第 3 天,在病房内活动时出现术后切口裂开,护士处理时下列哪项不妥（　　　）

A. 安慰患者

B. 立即在病床上将内脏还纳

C. 立即用灭菌盐水纱布覆盖

D. 用腹带包扎

E. 送手术室缝合

8. 预防腹腔手术患者发生术后肠粘连的措施中,哪项是手术护士应该做到的（　　　）

A. 手术中提拉肠管时要轻柔

B. 勿将肠管在腹腔外暴露过久

C. 手套上滑石粉应冲洗干净

D. 术后鼓励早期起床活动

E. 腹腔引流管放置时间不应太长

9. 王某,女性,行开腹胆囊炎胆囊切除术,下列哪项不是手术后并发症（　　　）

A. 出血　　　　　　　　　　B. 肺不张和肺炎

C. 切口感染和裂开　　　　　D. 伤口疼痛

E. 血栓性静脉炎

10. 患者,女性,43 岁,术后腹部的缝合伤口出现红肿,压痛,有波动,最主要的处理是（　　　）

A. 拆除缝线,引流　　　　　B. 应用抗生素

C. 局部热敷　　　　　　　　D. 半卧位

E. 局部理疗

11. 患者,女性,因突发急性阑尾炎入院,拟行阑尾切除术,手术前患者最常见的护理诊断是(　　)

　　A. 体液不足　　　　B. 营养失调　　　　C. 体温过高

　　D. 焦虑或恐惧　　　E. 潜在并发症

12. 青壮年患者,上腹、胸部手术切口,如无感染,其拆线时间为(　　)

　　A. 3~5 天　　　　B. 5~7 天　　　　C. 7~10 天

　　D. 10~12 天　　　E. 14 天以上

13. 李某,因上消化道出血,胃镜检查为胃癌,拟择期行胃癌根治术,胃手术术前准备,不必要的护理措施是(　　)

　　A. 术前 1 天肥皂水灌肠　　　B. 术前服肠道抗菌药物

　　C. 术前 12 小时禁食　　　　D. 术前 6 小时禁饮水

　　E. 手术日晨插胃管

14. 张女士,56 岁,腹部手术后第 4 天,切口缝线针眼红肿,正确的处理是(　　)

　　A. 拆除缝线　　　　　　B. 红外线照射

　　C. 70% 乙醇溶液湿敷　　D. 抗生素封闭注射

　　E. 3% 过氧化氢溶液湿敷

15. 患者特殊感染手术后,手术间空气消毒的主要方法是(　　)

　　A. 紫外线照射　　　　B. 乳酸熏蒸

　　C. 电子灭菌灯照射　　D. 甲醛熏蒸

　　E. 消毒液喷雾

16. 李某,男性,72 岁,结肠手术后咳嗽,痰黏稠,不能咳出,主要护理措施是(　　)

　　A. 给镇咳药物　　B. 鼓励翻身　　　C. 戒烟

　　D. 给抗生素　　　E. 超声雾化吸入

17. 患者,女性,50 岁,化脓性胆管炎手术后 1 天,多次下肢静脉输液并发血栓性静脉炎。下列措施哪项应禁忌(　　)

A. 停止在患处静脉输液   B. 抬高患肢

C. 局部制动   D. 局部按摩

E. 局部硫酸镁湿热敷

18. 孙某,男性,41 岁,有吸烟史 21 年。全麻下行腹腔镜胆囊切除术后,已拔除气管插管,患者意识模糊。目前最重要的护理是( )

A. 保持呼吸道通畅   B. 约束肢体活动

C. 防止输液针头脱出   D. 监测生命体征

E. 做好保暖

19. 陆某,男性,70 岁,胃癌根治术后第 8 天,咳嗽时腹部切口裂开,部分小肠脱出,应首先采取的措施是( )

A. 用蝶形胶布固定   B. 无菌盐水纱布覆盖包扎

C. 将脱出肠管还纳腹腔   D. 立即将患者送往手术室

E. 静脉滴注抗生素

20. 马女士,40 岁,患乳癌准备行乳癌根治性手术。术前患者最关心的健康宣教内容是( )

A. 手术方式和手术效果

B. 术前备皮、用药的重要性

C. 手术室的环境和设备

D. 术后疼痛和不适的处理

E. 术后上肢功能锻炼的方法

A3/A4 型题

(1~3 题共用题干)

李某,60 岁。因绞窄性肠梗阻行坏死小肠切除术。术后 8 日拆线,当日打喷嚏时,突然感觉伤口有液体流出,检查可见伤口敷料被红色液体浸湿,伤口有 2cm 长裂隙,未发现有内脏脱出。

1. 应考虑为( )

A. 切口感染　　　B. 切口部分裂开　　C. 切口完全裂开

D. 切口缝线反应　　E. 切口脂肪液化

2. 护理措施中下列错误的是（　　　）

A. 患者卧床休息　　B. 不用特殊处理　　C. 通知医生处理

D. 观察切口情况　　E. 安慰患者

3. 为避免发生这种情况，护士应告知患者的内容是（　　　）

A. 腹带包扎伤口　　B. 早期下床活动　　C. 避免腹部用力

D. 避免剧烈活动　　E. 观察伤口情况

（4~8 题共用题干）

季某，因十二指肠溃疡并发瘢痕性幽门梗阻，反复呕吐宿食，消瘦，皮肤干燥，弹性消失，入院后经充分术前准备，在硬脊膜外麻醉下行胃大部切除术。

4. 该患者入院时的护理诊断是（　　　）

A. 心排血量减少　　　　　　B. 体液不足

C. 组织灌注量改变　　　　　D. 活动无耐力

E. 知识缺乏

5. 术前护理中哪一项是特殊准备（　　　）

A. 心理护理　　B. 皮肤准备　　　C. 每晚洗胃

D. 备血、皮试　　E. 术前用药

6. 术后若发生胃肠吻合口出血，最早出现的临床表现是（　　　）

A. 脉搏细速，血压下降　　　B. 烦躁不安，面色苍白

C. 尿量减少，四肢湿冷　　　D. 头晕、心悸、出冷汗

E. 胃管内吸出大量血液

7. 硬脊膜外麻醉最严重的并发症为（　　　）

A. 全脊髓麻醉　　　　　　B. 穿刺损伤脊神经

C. 硬膜外血肿　　　　　　D. 硬膜外脓肿

E. 头痛

8. 硬膜外麻醉发生呼吸抑制的最常见原因为（　　　）

A. 麻醉平面过高　　　　B. 穿刺操作不当

C. 循环不稳定　　　　　D. 情绪紧张

E. 脊髓损伤

(9~10题共用题干)

患者,女性,35岁,因甲状腺功能亢进,门诊检查后收入病房,行择期手术治疗,在术前准备期间,患者害怕手术,焦虑不安,夜间睡眠不好。

9. 护士采取措施对患者进行心理护理,稳定患者的情绪,下列措施中哪项不妥(　　　)

A. 不回答有关手术的询问,让其询问医生

B. 注意家属成员的情绪影响

C. 术前安排与手术成功的患者交流

D. 可以允许家属陪护

E. 安排亲属及时探视

10. 术后患者采取哪种体位(　　　)

A. 高半坐卧位　　　B. 半坐卧位　　　　C. 头高脚低位

D. 低半坐卧位　　　E. 斜坡卧位

参考答案

A2 型题

1. B　2. C　3. A　4. E　5. C　6. B　7. B　8. C

9. D　10. A　11. D　12. C　13. B　14. B　15. D　16. E

17. D　18. A　19. B　20. A

A3/A4 型题

1. B　2. B　3. B　4. B　5. C　6. E　7. A　8. A

9. A　10. A

(崔丽娟)

第五章

损伤患者护理实践

项目一 典型案例分析

案例1 损伤患者的护理

王先生,36岁。6小时前在工矿事故中双下肢受到重物挤压,解除压力后,见右大腿部分皮肤片状撕脱,部分肌组织碾挫坏死,急诊来院。查体:体温:37.2℃,脉搏:88次/分,呼吸:18次/分,血压:100/80mmHg,神志模糊,贫血貌,心音弱,心律不齐,四肢发冷,皮肤青紫,左侧小腿肿胀、疼痛,伤口污染较重,创缘稍肿胀。

请讨论:

1. 目前该患者主要存在的护理问题是什么?

2. 应采取哪些护理措施?

分析:

1. 主要存在的护理问题

(1)疼痛:与局部组织受伤及创伤性炎症反应有关。

(2)组织完整性受损:与组织器官受损伤、结构破坏有关。

(3)体液不足:与组织出血、体液丢失或液体补充不足有关。

(4)躯体移动障碍:与肢体受伤、组织结构破坏有关。

(5)有感染的危险:与伤口污染、异物存留、机体免疫力低下有关。

（6）体温过高：与创伤性炎症反应、脑损伤、并发感染有关。

（7）组织灌注量改变：与伤后失血、失液、神经系统受强烈刺激导致有效循环血量减少有关。

（8）营养失调——低于机体需要量：与摄入不足、组织破坏，分解代谢增加有关。

2. 护理措施

（1）抢救生命：优先处理危及生命的紧急情况，如心搏骤停、窒息、活动性大出血、张力性或开放性气胸、休克、腹腔内脏脱出等，并迅速将患者抢救至安全处，避免继续或再次受伤。

（2）判断伤情：经紧急处理后，迅速进行全面、简略且有重点的检查，注意有无其他创伤情况，并做出相应处理。

（3）严格无菌操作，创面应及时更换敷料、清除坏死组织和脓液。可敷生肌散，促进肉芽组织生长。

（4）伤处制动，协助进行清创术，保持伤口清洁及引流通畅。

（5）循环支持，积极抗休克，主要是止痛、有效止血和扩容。立即开放静脉通路，保持水、电解质、酸碱平衡。

（6）脓肿切开引流者，应及时更换敷料、换药，促进切口愈合，以减少感染。

（7）适当营养，体液平衡维持。

（8）注意个人日常卫生，尤其夏季，应做到勤洗澡、洗头、理发、剪指甲，注意消毒剃刀等；免疫力差的老年人及糖尿病患者尤应注意防护。

案例2　出血患者的护理

张女士，45岁，骑车下班途中，因躲避对面行人，不慎跌倒，造成左前臂划伤、头部出血，同时被电动车和行人压倒在地。查体:面色苍白,大汗,脉搏细数 102 次 / 分,头顶部出血不止,肢端循环良好、无麻木,左肘部擦伤、渗血,血压 90/60mmHg。

请讨论:

1. 目前该患者主要存在的护理问题是什么?

2. 应采取哪些护理措施?

分析:

1. 主要存在的护理问题

(1)体液不足:与失血、失液、体液分布异常有关。

(2)疼痛:与损伤导致局部炎症反应或伤口感染有关。

(3)组织灌流量改变:与有效循环血量减少有关。

(4)组织完整性受损:与致伤因子导致皮肤组织结构破坏有关。

(5)躯体移动障碍:与躯体或肢体受伤、组织结构破坏或疼痛有关。

(6)潜在并发症:伤口感染、挤压综合、多器官系统衰竭(MSOF)等。

2. 护理措施

(1)快速有效止血,减少血液流失:根据条件,以无菌或清洁的敷料包扎伤口。用压迫法、肢体加压包扎、止血带或器械迅速控制伤口大出血。使用止血带止血时,要注意正确的缚扎部位、方法和持续时间,一般每隔1小时放松 1 次止血带,避免引起肢体缺血性坏死。

(2)补充血容量,恢复有效循环血量:迅速建立静脉通路,严密观察病情变化。每 15~30 分钟测量生命体征一次;观察意识表情、面唇色泽、皮肤肢端温度、瞳孔,防止发生低血容量性休克。

（3）加压包扎，抬高伤肢，封闭体腔伤口：颅脑、胸部、腹部伤应用无菌敷料或干净布料包扎，熟练掌握绷带包扎技术。

（4）休息，保暖、减少活动。

（5）预防感染：保持伤口清洁、干燥，定期换药。

项目二　护理技术操作详解

操作1　清创术

清创术又称扩创术，是一种外科基本手术操作。指在无菌操作下，处理污染伤口的一种手术方法，经过清除创口内异物，切除失去活力和污染严重的组织，修整创缘，彻底止血和缝合伤口等步骤，使之变为清洁伤口，以减少感染机会，促进伤口一期愈合，有利于受伤部位的功能和形态的恢复。清洁或已彻底清创的污染伤口可做一期缝合；污染较重或处理时已超过8~12小时的伤口做二期缝合。伤口较深或二期缝合伤口放置引流物。

开放性伤口可分为：清洁伤口、污染伤口、感染伤口。

严格地讲，清洁伤口是很少的；意外创伤的伤口难免有程度不同的污染；如污染严重，细菌量多且毒力强，8小时后即可变为感染伤口。头面部伤口局部血运良好，伤后12小时仍可按污染伤口行清创术。

伤口初期处理的好坏，对伤口愈合、受伤部位组织的功能和形态的恢复起决定性作用，应予以重视。

【目的】

1. 动态观察伤口变化，保持引流通畅，控制局部感染，使肉芽组织健康生长，以利于伤口愈合或为植皮做好准备，加速组织修复，争取达到一期愈合。

2. 对新鲜开放性污染伤口进行清洗、消毒、清除血块和异物、切除失活的组织、止血、缝合伤口等，使之尽量减少污染，甚至使沾染伤口变成清洁伤口,以利于组织修复,从而促进伤口愈合。

3. 对严重损伤、复合性损伤、伴有内脏器官损伤或因出血不能控制而出现休克的患者,须在积极抗休克的同时做手术探查。

【适应证】

1. 8 小时以内的开放性伤口,伤口持续出血或反复出血者应行清创术,8 小时以上而无明显感染的伤口,如伤员一般情况好,亦应行清创术。

2. 血液循环丰富部位的伤口,或污染较轻、受伤后早期已包扎并使用抗生素者,清创时间可适当延长,至伤后 12~24 小时或更长时间。

3. 皮下搏动性血肿,或肢体周径不断增加,有深部血肿可能者。

4. 伤肢有温度下降,脉搏消失,皮色苍白、麻木,运动功能减弱等急性缺血征象者。

5. 深部刺伤或贯穿伤疑有重要脏器或组织损伤者。

【操作前准备】

1. 物品准备

(1)基本用品和设备:贮槽、弯盘、换药碗、有盖方盘、换药台、换药车、药品柜、托盘架、聚光灯、污物桶等。

(2)器械类:持物钳、敷料镊、拆线剪刀、刀片、止血钳、探针等。

(3)敷料类:无菌纱布及纱垫、引流物、棉球及棉签、无菌手套、绷带、胶布等。

2. 患者准备

(1)清创前须对伤员进行全面评估,如有休克,应先抢救,待休克好转后争取时间进行清创。

(2)如颅脑、胸、腹部有严重损伤,应先予处理。如四肢有开放性损伤,应注意是否同时合并骨折,摄 X 线片协助诊断。

(3)应用止痛和术前镇痛药物。

(4)如伤口较大,污染严重,应预防性应用抗生素,在术前 1 小时、手术中、手术毕分别用一定量的抗生素。

(5)注射破伤风抗毒素,轻者用 1500U,重者用 3000U。

【操作程序】

1. 清创前准备 选择麻醉方法,备皮、去污。

清洗:软皂液刷洗创口周围→盐水冲洗皂液→过氧化氢冲洗创口→拭干。

清创:去除血块及异物,切除坏死组织及碎骨,修剪创缘,止血缝合。

2. 操作步骤(图 5-1~ 图 5-6) 根据患者的伤情、损伤部位、伤口大小和形状,选用适当的麻醉及体位,使患者舒适,且易于暴露伤口以及伤口冲洗。具体方法依创伤部位、程度可有不同,但均具有以下主要步骤:

(1)清洗伤口:先以无菌纱布填塞伤口内,用洗手刷或卵圆钳夹取纱布块,蘸软性肥皂液(油污可用汽油、松节油、乙醚等)洗净伤口周围皮肤,剃去毛发;揭除伤口纱布,用大量生理盐水冲洗伤口,可按生理盐水→双氧水→生理盐水顺序,连续冲洗三遍,冲走异物、血凝块和离散的坏死组织等。

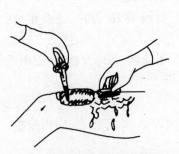 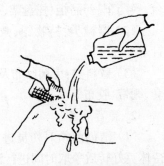

图 5-1 清洗伤口周围皮肤 　　图 5-2 生理盐水反复冲洗伤口

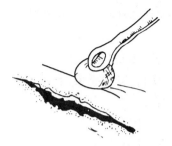

图 5-3　伤口周围皮肤消毒

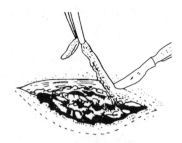

图 5-4　清除失活组织

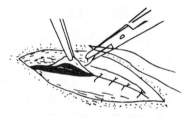

图 5-5　依次缝合各层组织

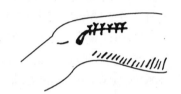

图 5-6　放置引流条

（2）伤口周围皮肤消毒:常规消毒伤口周围皮肤,铺无菌手术巾。

（3）彻底清创:要求由浅入深,防止遗漏,必要时可酌情扩大伤口。仔细清除伤口血块、异物、组织碎片,切除挫伤明显的创伤边缘皮肤、皮下组织等;逐层切开皮肤、皮下组织、深筋膜,充分暴露创腔底部。彻底切除失活组织(标志为灰暗色、切割不出血、无张力、钳夹组织不收缩);大块的游离骨片清洗后放回原处。彻底止血,清理伤口直至比较清洁,显露组织血液循环良好,经过清理的伤口应颜色鲜红,与手术切口几乎无异。

（4）修复组织:创口皮肤重新消毒铺巾,术者更换手套和器械,然后根据各组织特点进行修复,如血管神经吻合、肌腱缝合、骨折内固定、关节复位等。

（5）伤口缝合:对于清创彻底的新鲜伤口,可根据组织解剖层次,由内向外一期缝合。如创面仍有少量渗液,可留置橡皮片、软胶管等引流;如伤口沾染严重而清创后仍有可能感染者,伤口只宜部分缝合,只缝合深层组织,并置乳胶片引流,观察2~4天后,无感染征象再缝合皮下组织和皮肤(延期缝合)。

(6)包扎伤口:用无菌敷料包扎伤口,减少感染,有助于保护伤口、加压止血。必要时使用外固定。

(7)术后处理:包扎、保持敷料清洁干燥。

【操作后护理】

1. 伤口护理 保持敷料清洁,及时换药,患肢适当制动和抬高,以利于静脉血回流,减轻局部水肿,促进伤口愈合。伤口出血或发生感染时,应拆除缝线,检查原因,进行处理。

2. 病情观察 密切观察伤口渗液及引流情况,记录引流液的颜色、性质和量,引流物应在术后24~48小时及时拔出;如发现感染,应立即拆除缝线,敞开伤口换药,以利于引流同时注意保持有利于引流的体位。对大面积软组织损伤、骨折和血管修复,尤其要注意观察患肢末梢血运情况。

3. 预防感染 根据病情继续给予抗生素应用预防感染,并术前未注射过破伤风抗毒素者,应补充注射破伤风抗毒素1500~3000U。

4. 营养支持 加强营养,供给高蛋白、高热量、高维生素饮食,维持体液平衡,促进伤口愈合。

5. 密切观察全身状况,预防及治疗并发症。

6. 功能锻炼 鼓励并协助患者在病情允许情况下尽量进行早期活动,加强肢体功能锻炼,促进功能恢复。

7. 注意伤肢血运 伤口包扎松紧是否合适、伤口有无出血等。

8. 不同伤口的处理 缝合伤口的处理:可2~3天更换敷料,如污染随时更换。

9. 拆线时间 头、面、颈部手术4~5天,四肢手术10~12天,其他部位手术7~8天,减张缝合需14天。

【注意事项】

1. 创伤清创术应尽早实施,越早越好,正确使用器械。

2. 严格进行无菌操作,认真进行清洗和消毒。

3. 在消毒伤口时,必须注意组织失活判断及功能恢复,尽可能保留和修复重要的血管、肌腱等。

4. 除大出血外,要彻底止血,以免形成血肿。

5. 缝合时注意组织层次对合,勿留死腔。

6. 清创必须彻底,冲洗时间足够,坏死及缺乏生机组织尽量切除,避免给创口带来感染;重要组织宜加保护,否则容易造成功能障碍。

操作2　止血包扎

出血是指血管破裂导致血液流至血管外,出血有动脉出血、静脉出血和毛细血管出血。动脉出血呈鲜红色,喷射而出;静脉出血呈暗红色,如泉水样涌出;毛细血管出血则为溢血。出血是创伤后主要并发症之一,成年人出血量超过800ml或超过1000ml就可引起休克,危及生命;若为严重大动脉出血,则可能在1分钟内即告死亡。

止血是指"阻断通过血管或身体其他部位的出血或流血"。因此,止血是抢救出血伤员的一项重要措施,对挽救伤员生命具有特殊的意义。

包扎是外伤现场应急处理的重要措施之一。及时正确的包扎,可以达到压迫止血、减少感染、保护伤口、减少疼痛,以及固定敷料和夹板等目的;相反,错误的包扎可导致出血增加、加重感染、造成新的伤害、遗留后遗症等不良后果。

【目的】

1. 减少出血,预防休克,维持生命。

2. 保护伤口,防止进一步污染,减少感染机会。

3. 保护内脏和血管、神经、肌腱等重要解剖结构,促进恢复。

4. 减轻疼痛,固定敷料和夹板。

【适应证】

1. 外伤出血的患者。

2. 各种止血方法无效并有活动性出血的患者。

一、外出血止血方法

1. 直接压迫止血法　最简单,最有效的止血方法。用消毒的纱布作为敷料覆盖到伤口上,用手直接压迫止血。注意,必须是持续用力压迫。

2. 加压包扎止血法　在直接压迫止血的同时,用无菌敷料覆盖在伤口上,再用绷带、三角巾以适当的压力包扎,其松紧度以能达到止血目的为宜。

(1) 适应证:伤面大,渗血多的毛细血管出血,如皮肤撕脱伤、擦伤等;中小静脉出血、小动脉出血。

(2) 操作方法:暴露伤口→检查损伤部位末梢的脉搏和神经功能→用无菌纱布覆盖伤口并加压包扎。

(3) 注意事项

1) 骨折或伤口有异物时不适用。

2) 为减轻出血,可抬高损伤部位(有禁忌时例外)。

3) 如覆盖在伤口上的敷料及包扎绷带已被血渗透,不必移去敷料,可再加敷料于其上,再用绷带缠绕包扎。

3. 填塞止血法　将消毒的纱布、棉垫填塞、压迫在创口内,外用绷带、三角巾包扎,松紧度以达到止血为宜。

4. 指压止血法

(1) 原理:用于动脉出血的一种临时止血方法,虽可立竿见影,但不宜持久采用。紧急情况下用手指、手掌或拳头在出血部位的近心端,用力将该动脉压在骨上,使血管闭塞、切断血流,达到止血的目的。压迫时间不宜过长,指压止血的同时,应准备材料换用其他的止血方法。

（2）操作方法:用示指、中指指腹压迫伤口近心端动脉,阻断动脉血运,直到动脉搏动停止。找出和暴露伤口→直接压迫伤口并加压包扎;如无禁忌可抬高损伤肢体,以减慢出血。

（3）操作要点

1）准确掌握动脉压迫点。

2）压迫力度要适中,以伤口不出血为准。

3）保持伤处肢体抬高。

（4）主要动脉指压点

1）颞浅动脉:站在伤员伤侧身后,一手固定伤员头部,另一手拇指垂直压迫伤侧耳屏前上方约1.5cm凹陷处,可感到动脉搏动,其余四指托住下颌。此法用于头部发际范围内及前额、颞部的动脉破裂出血。

2）肱动脉:站在伤员伤侧,面对伤员,一手握住伤肢腕部,将上肢外展外旋,并屈肘抬高上肢;另一手拇指在上臂肱二头肌内侧缘动脉搏动处,向肱骨方向垂直压迫。此法用于手、前臂及上臂的动脉破裂出血。

3）尺、桡动脉:面对伤员,双手拇指分别在腕横纹上方两侧动脉搏动处垂直压迫。此法用于手部的动脉破裂出血。

4）指动脉:一手握住伤员手腕;另一手拇指、食指分别捏住伤指根部左右两侧。此法用于手指动脉破裂出血。

5）股动脉:面对伤员,两手拇指重叠放在腹股沟韧带中点稍下方动脉搏动处,用力垂直向下压迫,两手其余四指固定大腿。亦可直接用手掌或拳头垂直压迫股动脉。此法用于下肢的动脉破裂的大出血。

6）腘动脉:双手拇指重叠放在腘窝横纹中点动脉搏动处,垂直向下压迫,两手其余四指固定膝部。此法用于小腿及足部的动脉破裂出血。

7）足背及胫后动脉:两手拇指分别压迫足背中间近脚腕处（足背动脉）及足跟内侧于内踝之间处（胫后动脉）两手其余四

指分别固定足部与踝部。此法用于足部的动脉破裂出血。

5. 抬高伤肢 抬高四肢,以减缓血液流速,并与压迫止血法联合应用以达止血目的。

(1)适应证:四肢出血(前臂和足部)。

(2)操作方法:首先将受伤肢体抬高于心脏水平,然后继续采用上述方法止血。

(3)注意事项:四肢有骨折时禁忌抬高;脊髓损伤时禁抬高。

6. 屈肢加垫止血法

(1)适应证:四肢出血。

(2)操作方法:用纱布垫或棉花(毛巾、绷带、布卷等)放在腋窝、肘窝、腘窝或腹股沟处,用力屈曲关节,并以绷带或三角巾缚紧固定,以控制关节远端血流而达到止血目的。当前臂或小腿出血时,可在肘窝、腘窝内放以纱布垫、棉花团或毛巾、衣服等物品,屈曲关节,用三角巾做"8"字形固定,使肢体固定于屈曲位,可控制关节远端血流。但骨折或关节脱位者不能使用。

(3)注意事项:四肢有骨折时禁用。已有或疑有关节损伤时禁用。

7. 止血带止血法 用止血带在出血部位的近心端,将肢体用力绑扎,以阻断血流,达到止血的目的,此法止血彻底可靠,但易引起或加重肢体坏死及急性肾功能不全等并发症。

(1)适应证:四肢较大血管损伤,直接压迫无法控制的出血或不能用其他方法止血以致危及生命时。

(2)用物:宽布带、橡皮止血带等。

(3)止血带的部位:上肢在上臂的上 1/3 处(约距腋窝一横掌处)及下肢在大腿的中上部。

(4)操作方法:抬高患肢,使静脉血回流一部分→在上止血带的部位以布巾或纱布衬垫,使压力均匀分布并减少对软组织的损害→绑扎止血带(掌心向上,止血带一端由虎口拿住,一手拉紧,绕肢体两圈,中、示两指将止血带的末端夹住,顺着肢体用力拉下,压住"余头",以免滑脱。注意使用止血带要加垫,不要直接扎在皮肤上。每隔45分钟放松止血带2~3分钟,松时慢慢用指压法代替。布带绞紧止血法:把三角巾折成带形,打一个活结,取一根小棒穿在带子外侧绞紧,将绞紧后的小棒插在活结小圈内固定)。

（5）注意事项:用止血带止血具有潜在的不良后果,如止血带部位神经和血管的暂时性或永久性损伤,以及由肢体局部缺血导致的系统并发症,包括乳酸血症、高钾血症、心律失常、休克、肢体损伤和死亡,这些并发症与止血带的压力和阻断血流的时间有关。因此要慎用止血带止血。

1）上止血带前,应先抬高伤肢,促使静脉血液回流,减少血液流失。

2）上止血带的部位,必须先衬垫绷带、布块,或绑在衣服外面,以免损伤皮下神经。

3）结扎止血带的时间:以1小时为宜,最长不超过2小时,绑扎时间过长则可能引起肢端坏死、肾功能衰竭。注明开始时间、部位、放松时间,便于护理者或转运时了解情况。

4）保暖:因肢体阻断血流后,抗寒能力低下,易发生冻伤。

5）绑扎松紧要适宜:以伤口停止出血为度,过紧容易造成肢体损伤或缺血坏死;过松只能压迫静脉,使静脉血液回流受阻,反而加重出血。严密观察患者伤情及患肢情况,如止血带是否脱落,患肢如有剧痛、发紫、坏死,说明止血带绑扎过紧,应予调整。

6）放松后如出血严重可用指压法、直接压迫止血法止血。

7）停用止血带时应缓慢松开,防止肢体突然增加血流,伤及毛细血管及影响全身血液的重新分布,甚至使血压下降,取下止血带后应轻轻抚摩伤肢、缓解冰冷、麻木等不适的感觉。

8）禁忌:伤肢远端明显缺血或有严重挤压伤时禁用此种方法止血。

二、包扎

(一)包扎材料

1. 创口贴　有各种大小不同规格,弹力创口贴适用于关节部位损伤。

2. 绷带

(1)纱布卷轴带:透气轻软。适用于固定敷料、加压止血、悬吊肢体及固定关节等。

(2)弹性卷轴带:适用于四肢包扎,可防肿胀,或用于胸部包扎。

3. 尼龙网套及自粘创可贴　应用于表浅伤口、头部及手指伤口的包扎。方便、有效。

4. 三角巾　根据伤口需要折叠成不同形状进行包扎。

(二)包扎方法

1. 尼龙网套、自粘创可贴包扎

(1)尼龙网套:具有良好的弹性,使用方便。头部及肢体均可用其包扎。先用敷料覆盖伤口并固定,再将尼龙网套套在敷料上。

(2)各种规格的自粘创可贴包扎:创可贴透气性良好,具有止血、消炎、止疼、保护伤口等作用,使用方便,效果佳。选择大小合适的创可贴,除去包装,将中央部对准伤口贴上即可。

2. 绷带包扎方法

(1)环形法

1)适应证:用于肢体伤口较小,粗细相等的部位。

2)操作方法:将绷带做环形缠绕,第一圈环绕稍呈斜形,第二圈应与第一圈重叠,第三圈做环形。

(2)螺旋法

1)适应证:用于粗细相等的肢体、躯干部位的包扎。

2)操作方法:使绷带螺旋向上,先环形缠绕两圈,从第三圈开始,每圈应压在前一圈的 1/2 或 1/3 处。

（3）螺旋反折法

1）适应证:用于肢体粗细不等部位的包扎,如小腿、前臂。

2）操作方法:先环形法缠绕两圈固定,螺旋法待到渐粗的地方每圈把绷带反折一次,反折时,以左手拇指按住绷带上面的正中处,右手将绷带向下反折,向后缠绕并拉紧,反折不要在伤口上。

（4）"8"字形法

1）适应证:用于手掌、手背、踝关节、肘关节、膝关节等关节处伤口。

2）操作方法:将绷带在手腕（足踝）先环形缠绕两圈固定,然后经手（足）和腕（踝）"8"字形缠绕,最后绷带尾端在手腕（足踝）处重复缠绕一圈做固定。

（5）回返法

1）适应证:用于头、肢体末端或断肢部位的包扎。

2）操作方法:先环形两圈做固定,固定时前方齐眉,后方达枕骨下方,左手持绷带一端于头后中部,右手持绷带卷,从头后方向到前额,固定前额处绷带向后反折,反复呈放射性反折,直至将敷料完全覆盖,最后再缠绕两圈,将上述反折绷带固定。

（6）包扎注意事项

1）取舒适体位,肢体保持功能位置。

2）肢体骨隆处或凹陷处,应垫衬垫包扎。

3）选择宽度合适的绷带,潮湿或污染的不宜使用。

4）包扎四肢应自远心端开始,指（趾）尽量外露,便于观察血液循环及神经功能。

5）包扎时用力均匀,松紧适度,动作轻快,要求牢固、舒适、整齐、美观。

6）每包扎 1 周应压住前周的 1/3~1/2,包扎开始与终了时均需环绕 2 周,收带尾于外侧。

操作 3 换药术

换药又称更换敷料,包括检查伤口、除去脓液和分泌物、清洁伤口及覆盖敷料。合理的换药方法、伤口用药、适当的敷料、恰当的换药间隔时间是保证创口愈合的重要条件,有利于创口尽快修复,使创口愈合,对疾病的治愈起到主导作用,从而缩短治疗周期。否则不仅达不到治疗目的,反而延误伤口愈合,甚至导致感染,因此正确的换药是提高外科治疗的关键,是预防和控制创面感染,消除妨碍伤口愈合因素,促进伤口愈合的一项重要外科操作。

【目的】

检查伤口,清除伤口分泌物,去除伤口内异物和坏死组织,保持引流通畅,控制感染,使肉芽组织健康生长,促进伤口愈合。

【适应证】

1. 缝合伤口拆线或拔除引流管的同时更换敷料。

2. 伤口有出血、渗出等需更换敷料。

3. 污染伤口、感染伤口、烧伤创面、肠造口、肠瘘、慢性溃疡、窦道等根据不同情况需每天换药一次或多次。

【操作前准备】

1. 护士准备

(1)初步了解创口部位、类型、大小、深度、创面情况,是否带菌或化脓创口,有无引流物,以便准备适当敷料和用具。无菌创口换药到无菌室进行,感染创口在普通换药室内进行。

(2)严格执行无菌操作。换药者应戴好口罩、帽子,操作前清洁洗手,对化脓创口换药后须重新洗手,再继续换药。

(3)换药前半小时内不要扫地,避免室内尘土飞扬。

2. 物品准备 无菌换药碗 2 只,1 只盛无菌敷料,1 只盛酒精棉球(用红汞染色)、盐水棉球、引流物。镊子 2 把,1 把作为清洁创口周围皮肤用,另一把作为创口内换药用。弯盘1个(放污染敷料)。按创口需要加用油纱布、纱布条、引流药、外用药。其他尚应备有无菌治疗巾、棉垫、纱布、胶布、绷带、棉签、胸腹带、治疗单、普通剪刀及污物桶等。

3. 患者准备

(1)了解换药的目的和意义,说明换药对切口愈合的重要性,使患者对操作者产生信赖,并积极配合。

(2)指导患者采取合理体位,使患者舒适,同时便于操作,伤口要充分暴露,有充足的光线,冬天应注意保暖。会阴部及大面积创口宜用屏风隔开或单独在室内换药。

【操作程序】

1. 除去敷料　用手取外层敷料(勿用镊子),再用镊子取下内层敷料及外引流物;与伤口粘着的最里层敷料,应先用盐水湿润后再揭去,以免损伤肉芽组织或引起创面出血。揭除敷料的方向与伤口纵轴方向平行,以减少疼痛。接触敷料的镊子与接触伤口的镊子要分开。

2. 消毒伤口周围皮肤　用两把镊子消毒伤口,一把镊子接触伤口,另一把镊子接触敷料作为传递。用碘伏或酒精消毒伤口周围的皮肤。消毒伤口先由创缘向外擦洗,勿使酒精流入创口引起疼痛和损伤组织。化脓创口由外向创缘擦试。

3. 清洁伤口　用盐水棉球清洗创面,轻沾吸去分泌物或脓液,由内向外,注意移除创口内异物、线头、死骨及腐肉等。

棉球一面用后,可翻过来用另一面,然后弃去。不得用擦洗过创面周围皮肤的棉球沾洗创面。严格防止将纱布、棉球遗留在伤口内。在换药过程中,假如需用两把镊子(或钳子)协同把沾有过多盐水或药液的棉球拧干一些时,必须使相对干净侧(左手)镊子位置向上,而使接触伤口侧(右手)镊子位置在下,以免污染。

4. 覆盖无菌敷料并固定　应用无菌纱布敷盖伤口,分泌物多时可加棉垫,用胶布固定。胶布的粘贴应以适当的宽度、长度,方向与肢体或躯体的长轴垂直,根据情况使用绷带或胸、腹带包扎。

5. 特殊处理伤口

（1）分泌物较多且创面较深时,宜用生理盐水冲洗,如坏死组织较多可用消毒溶液（如优琐）冲洗。如需放置引流,应先用探针或镊子探测创腔方向、深浅和范围,然后再用探针或镊子送入油纱布或引流条,或浸过雷夫努尔药液的纱布引流条,但不能塞得太紧。

（2）肉芽组织创面的处理:健康的肉芽组织颜色鲜红,质地坚实,呈颗粒状,分布均匀,分泌物少,触之易出血,处理时先用生理盐水棉球轻蘸除去分泌物,外敷凡士林纱布即可;高出皮肤或不健康的肉芽组织,影响周围上皮生长,可用剪刀去除或用硝酸银烧灼多余肉芽组织,再用生理盐水湿敷;肉芽组织水肿者,表现为创面淡红、质地松软、表面光滑、触之不出血,应用无菌3%~5% 高渗盐水湿敷消肿;若创面脓性分泌物较多,换药时清洗伤口,可用呋喃西林等药液纱条湿敷,引流脓液,促进肉芽组织生长及炎症吸收。

（3）一般无严重感染的平整创面,用凡士林纱布敷盖即可。感染严重的伤口,可用 0.05% 新洁尔灭、0.02% 醋酸洗必泰等洗涤或湿敷,亦可用黄连软膏、去腐生肌散等中药外敷。化脓伤口可用优琐溶液洗涤或湿敷。特异感染,可用 0.02% 高锰酸钾湿敷,必要时用引流条,上面加盖纱布或棉垫,包扎固定。

（4）褥疮、化脓性骨髓炎等感染伤口,用碘伏消毒创口周围,而创口以过氧化氢、生理盐水冲洗,庆大霉素敷料覆盖。

（5）对于绿脓杆菌感染的伤口,特点是脓液为淡绿色,有特殊的甜腥臭味,如果创面结痂,痂下积脓,有坏死组织的,要清除痂皮、脓液和坏死组织。烧伤创面早期绿脓感染可削痂植皮。也可用 1%~2% 苯氧乙醇湿敷,绿脓杆菌感染用 1:1000 苯氧乙醇湿敷,或可试用暴露疗法,必要时用橡皮管或导尿管插入创口内,以大量生理盐水冲洗,或 1% 青霉素溶液创口内冲洗(但大量冲洗可有全身吸收作用,故浓度不宜超过 1%)。

6. 换药间隔日期 原则上应尽量少换药,使创口自行愈合,减少肉芽损伤或再感染机会,因此对外科手术切口即一期缝合的无菌伤口,若患者无反应,也可直到拆线时再换药。但如患者有发热、创口疼痛、肿胀或有渗出时,应检查创口并换药。

对普通感染伤口,分泌物不多,肉芽上皮生长较好者,间隔 1~2 天更换敷料一次。

分泌物多的创面,应每天或隔天换药。脓液或渗液较多的创面,应每天换药 1~2 次。

较大较深的创口,填塞的湿纱布条必须每天换 1~2 次。必要时更换湿透的外层敷料,不必每次做创口内换药。

【操作后护理】

1. 将患者恢复至正常体位,穿好衣服,盖好被子。

2. 注意观察伤口的敷料有无松脱,若为肢体上伤口应观察肢端血液循环状况。

3. 及时清洗换药所用的物品,灭菌消毒,并做好换药的记录。

【注意事项】

1. 严格遵守无菌外科技术,换药者如已接触伤口的绷带和敷料不应再接触换药车或无菌的换药碗。需要物件时可由护士供给或洗手后再取。各种无菌棉球、敷料从容器取出后,不得放回原容器内。污染的敷料须立即放入污物盘或敷料桶内。

2. 换药者应先换清洁的伤口,如拆线等,然后再换感染伤口,最后为严重感染的或特异性感染的伤口换药。

3. 换药时应注意除去伤口内的异物,如线头、死骨、弹片、腐肉等,并核对引流物的数目是否正确。

4. 换药动作应轻柔,保护健康组织。

5. 每次换药完毕,须将一切用具放回指定的位置,认真洗净双手后方可给另一患者换药。

6. 气性坏疽、破伤风、溶血性链球菌及绿脓杆菌等感染伤口,必须严格执行床边隔离制度。污染的敷料需及时焚毁,使用的器械应单独加倍时间消毒灭菌。

7. 伤口长期不愈者,应检查原因,排除异物存留、结核菌感染、引流不畅以及线头、死骨、弹片等,并核对引流物的数目是否正确。

8. 无菌一期伤口换药一般在24小时、72小时常规观察局部水肿渗出情况。

9. 开放伤术后争取24小时、48小时、72小时连续3天换药,特别注意容易出现血肿或引流情况及时排除险情比较关键。

10. 油纱条不要放到创面上,应该在盐水纱布上,防止盐水过快的挥发。

项目三 护资考场自测

A2 型题

1. 王先生,45岁,左手被砸伤2小时,左手肿胀,皮肤青紫,压痛明显,X线检查未见骨折,其受伤类型为( )

A. 裂伤 　　　　B. 擦伤 　　　　C. 挤压伤

D. 扭伤 　　　　E. 挫伤

2. 刘女士,42岁,在施工过程中不慎被钢筋刺破胸壁,皮肤有出血,首先考虑是( )

A. 挫裂伤 　　　　B. 挤压伤 　　　　C. 扭伤

D. 开放性损伤 　　　　E. 闭合性损伤

3. 郑先生,32岁,因车祸引起左小腿出血,局部红肿判断为开放性损伤,以下哪一项不是开放性损伤( )

A. 擦伤　　　　B. 挫伤　　　　　C. 刺伤

D. 割伤　　　　E. 火器伤

4. 李先生,56 岁,因打架被人用砖头砸破手掌,局部伤口较深,创面污染严重,清创术最好在伤后什么时间进行(　　)

A. 6~8 小时　　B. 8~10 小时　　　C. 10~12 小时

D. 12~14 小时　　E. 24 小时内

5. 张先生,17 岁,体育课上跳远时,将脚踝扭伤,以下损伤的现场急救错误的是(　　)

A. 立即搀扶去医院　　　　B. 立即转移出现场,休息

C. 做简要的检查　　　　　D. 局部冷敷

E. 弹力绷带 "8" 字包扎

6. 刘女士,29 岁,鼻部疖受挤压后,出现头痛、高热、昏迷、眼部红肿,应首先考虑的是(　　)

A. 面部蜂窝织炎　　　　　B. 菌血症

C. 毒血症　　　　　　　　D. 颅内海绵状静脉窦炎

E. 脓毒症

7. 田先生,62 岁,因颈部蜂窝织炎入院。患者颈部肿胀明显,观察中应特别注意(　　)

A. 体温　　　　B. 呼吸　　　　　C. 血压

D. 吞咽　　　　E. 神志

8. 王女士,37 岁,大腿外伤缝合后 5 天,局部伤口红肿,疼痛,触之有波动感。T:38.5℃,伤口换药时哪项不正确(　　)

A. 及时拆除缝线,充分引流

B. 伤口应每天换药一次

C. 伤口应每 2~3 天换药一次

D. 合理应用抗生素及引流物

E. 清除伤口坏死组织

9. 陈先生,28 岁,跑步时不慎将右踝关节扭伤,2 小时来医院就诊,局部青紫、肿胀明显,此时应如何处理(　　)

A. 局部用热水湿敷 　　　　B. 局部用冷水湿敷

C. 给予红外线理疗 　　　　D. 局部按摩

E. 冷热交替湿敷

10. 李先生,41 岁,右足底被铁钉扎伤 5 小时,伤口未感染,此时宜( )

A. 清创后一期缝合 　　　　B. 只清创不缝合

C. 伤口湿敷 　　　　D. 单纯清洗伤口

E. 单纯换药

11. 马先生,21 岁,左小腿被钝性暴力打击,形成闭合性损伤,其局部处理下列哪项是错误的( )

A. 局部制动 　　　　B. 抬高伤肢

C. 血肿加压包扎 　　　　D. 早期局部热敷

E. 血肿若进行性增大,需切开止血

12. 刘先生,25 岁,车祸造成多发性损伤,急救时首先要处理的情况是( )

A. 窒息 　　　　B. 腹部损伤

C. 股骨干开放性骨折 　　　　D. 休克

E. 胸部损伤

13. 李先生,42 岁,在树丛中割草,不慎被蛇咬伤,现场急救时以下哪项有错( )

A. 抬高伤肢 　　　　B. 立即呼救

C. 就地取材,绑扎 　　　　D. 伤口排毒

E. 切勿奔跑

14. 张女士,35 岁,胃大部切除术后切口化脓,创面脓液量多,有臭味。换药处置应用( )

A. 3% 氯化钠溶液湿敷 　　　　B. 70% 乙醇湿敷

C. 优琐湿敷 　　　　D. 10% 硝酸银烧灼

E. 过氧化氢溶液湿敷

15. 邓先生,18 岁,因不慎将手臂撞伤,伤口较深,护士为其

进行伤口冲洗所选用的消毒溶液是(　)

A. 0.2% 过氧乙酸　　　　　　B. 0.5% 苯扎溴铵

C. 70% 乙醇　　　　　　　　D. 0.1% 氯胺

E. 0.5% 碘酊

16. 梁先生,38 岁,下肢发生严重挤压伤后发生急性肾衰竭,少尿期不可能出现的是(　)

A. 尿比重降低　　B. 低钾血症　　　C. 低钠血症

D. 代谢性酸中毒　　E. 氮质血症

17. 刘先生,30 岁,5 小时前被汽车撞伤左上腹,当时腹痛伴局部压痛。现突然昏倒,面色苍白,脉细速,可能是(　)

A. 肝破裂　　　　B. 脾破裂　　　　C. 胆囊穿孔

D. 肾破裂　　　　E. 肠穿孔

18. 李女士,38 岁,于门诊行清创术后 1 周,伤口有肉芽组织生长,适用于肉芽水肿创面湿敷的溶液是(　)

A. 优琐

B. 0.02%~0.05% 氯己定溶液

C. 3%~5% 氯化钠溶液

D. 碘伏

E. 0.02%~0.01% 高锰酸钾溶液

19. 王先生,56 岁,左前臂划伤,关于肢体卷轴带包扎,正确的方法是(　)

A. 从远心端开始包扎

B. 保持肢体在伸展位置

C. 避免肢端外露

D. 每周包扎应压住前周的 1/4

E. 上臂用螺旋反折形包扎法

20. 赵女士,36 岁,因下楼梯时,不慎将左踝关节扭伤,用绷带固定踝关节,其包扎方法应是(　)

A. 蛇形　　　　　　B. 环形　　　　　　C. 回返形

D. "8" 字形　　　　E. 螺旋形

A3/A4 型题

(1~2 题共用题干)

王女士,35 岁。4 天前不慎刺伤中指末节指腹,当时仅有少量出血,未予特殊处理。前一日发现手指明显肿胀、皮肤苍白,自感有搏动性跳痛,尤以夜间为甚,全身不适。

1. 对该患者首要采取的处理措施是(　　　)

A. 鱼石脂软膏敷贴指头　　　　B. 拔除指甲

C. 脓肿切开引流　　　　D. 应用抗生素

E. 局部热敷和理疗

2. 以下对患者的护理措施中哪项不正确(　　　)

A. 抬高患肢

B. 局部制动

C. 无菌生理盐水浸湿敷料后换药

D. 换药前应用镇痛剂

E. 适当按摩手指促进炎症消散

(3~4 题共用题干)

赵先生,26 岁。在树丛行走时被蛇咬伤后,局部皮肤留下一对大而深的齿痕,伤口出血不止,周围皮肤迅速出现瘀斑、血疱。

3. 该患者应优先采取下列何种急救措施(　　　)

A. 伤口排毒

B. 首先呼救

C. 早期绑扎伤处近心端的肢体

D. 立即奔跑到医院

E. 反复挤压伤口

4. 为减慢毒素吸收,伤肢应(　　　)

A. 限动并下垂　　　　B. 抬高

C. 局部热敷

D. 与心脏置于同一高度

E. 局部按摩

（5~6题共用题干）

李女士,21岁,行阑尾切除术后3天,体温正常,换药时发现伤口针眼处皮肤发红,稍肿胀。

5. 此时伤口情况是（   ）

A. 缝线反应

B. 伤口浅层感染

C. 伤口深层感染

D. 脓肿形成可能

E. 伤口裂开可能

6. 正确的处理方法是（   ）

A. 拆除有关缝线

B. 70%乙醇湿敷

C. 拆除缝线敞开引流

D. 10%~20%鱼石脂外敷

E. 0.1%依沙吖啶湿敷

（7~8题共用题干）

王女士,28岁,前臂行石膏绷带包扎1小时,自觉手指剧痛,护士观察见手指发凉发绀,不能自主活动

7. 首先考虑（   ）

A. 室内温度过低

B. 石膏绷带包扎过紧

C. 神经损伤

D. 体位不当

E. 静脉损伤

8. 固定前臂敷料,其绷带包扎方法是（   ）

A. 螺旋反折

B. 环形

C. 回返形

D. "8"字形

E. 螺旋形

（9~10题共用题干）

李先生,36岁 因车祸造成头皮裂伤,有轻微头痛,经清创缝合后,进行伤口包扎,请问

9. 应采用下列哪种方法包扎（   ）

A. 环形

B. 螺旋形

C. 螺旋反折形

D. "8"字形

E. 回反形

10. 如局部伤口无炎性反应,愈合良好,应几天拆线( )

A. 3~5 天   B. 5~7 天   C. 7~10 天

D. 10~12 天   E. 14 天

参考答案

A2 型题

1. E   2. D   3. B   4. A   5. A   6. D   7. B   8. C

9. B   10. B   11. D   12. A   13. A   14. C   15. A   16. B

17. B   18. C   19. A   20. D

A3/A4 型题

1. C   2. D   3. C   4. A   5. A   6. B   7. B   8. E

9. E   10. A

（刘　颖）

第六章
心肺复苏术护理实践

项目一　典型案例分析

案例　心搏骤停患者的护理

陈某,男,5岁,体型肥胖,因"突发晕厥约半小时"由家属急送入院。到诊时处于深昏迷状态,口边有呕吐物,进入抢救室后查体:患者意识丧失、口唇及四肢肢端发绀,全身皮肤冰凉,双侧瞳孔散大,约6mm,对光反射消失,颈动脉搏动未触及,呼吸消失,你认为可能是什么情况,应该如何处理?

请讨论:

1. 判断该患者呼吸心搏骤停的最迅速、可靠的指征是什么?

2. 目前该患者主要存在的护理问题是什么?

分析:

1. 判断呼吸心搏骤停最迅速、可靠的指征为

(1)意识突然丧失或伴短暂抽搐。

(2)大动脉搏动消失,血压测量不出。

(3)呼吸停止或呈喘息样呼吸。

(4)瞳孔散大,对光反射消失。

2. 主要存在的护理问题

（1）有窒息的危险：与意识障碍、呕吐物的堵塞、气道分泌物的增加、清理呼吸道无效以及舌后坠有关。

（2）意识障碍：与呼吸心搏骤停致脑部缺血缺氧有关。

（3）有感染的危险：与机体抵抗力下降、各种导管的留置等因素有关。

（4）潜在并发症：消化道出血、坠积性肺炎。

（5）语言障碍：与气管插管的留置有关。

项目二　护理技术操作详解

▌操作 1　心肺复苏（CPR）

心肺复苏术（cardiopulmonary resuscitation, CPR）是指现场对呼吸、心脏骤停患者施行胸外心脏按压和人工呼吸的技术，为患者建立临时的人工循环，保证心脏、肺、脑等重要器官的血液供应，从而挽救患者的生命。

心搏骤停是指心脏突然停止搏动，有效泵血功能消失，引起全身严重缺氧、缺血。临床表现为意识丧失、心音及大动脉搏动消失、呼吸停止、瞳孔散大等，是临床最常见、最凶险的急症。如及时采取正确有效的复苏措施，患者有可能恢复，否则机体各器官组织，尤其是脑、心、肾等重要器官将发生一系列不可逆的生化和病理改变，最终导致死亡。每延迟一分钟进行心肺复苏抢救成功率就下降 7%~10%，若能在心搏骤停 4 分钟内进行心肺复苏，成功率可达 32%，如延迟至 4 分钟以上，则复苏成功率仅17%，故复苏抢救必须分秒必争。

国际标准将 CPR 分为心肺复苏三阶段九步骤。

Ⅰ期　基础生命支持（BLS）：C- 循环支持、A- 开放气道、B- 呼吸支持。

Ⅱ期　高级生命支持（ACLS）:D-药物与液体、E-心电监测、F-除颤。

Ⅲ期　后期生命支持（PLS）:G-估计可救治性、H-意识的恢复、I-加强监护。

【目的】

以徒手操作来恢复患者的自主循环、自主呼吸和意识,抢救发生突然、意外死亡的患者。使患者的脑细胞因有血氧的持续供应而不致坏死。

【操作前准备】

1. 抢救车、按压板、氧气、简易呼吸器、除颤器完好呈备用状态。

2. 心电图机　电源、心电图纸充足呈备用状态。

3. 弯盘、电筒、酒精棉球、纱布、方盘、危重患者护理记录单、快速手消毒剂。

4. 护士要求　仪表端庄、服装整洁。

【操作程序】

1. 评估　确认现场环境安全。

2. 判断

（1）意识:轻轻拍打患者双肩,与其双侧耳边大声呼叫。无反应意识丧失。

（2）呼吸:检查呼吸,看胸廓起伏。无胸廓起伏,呼吸消失（终末叹气样呼吸应视为无呼吸）。

3. 看表计时,立即呼救:"来人啊! 喊医生! 推抢救车! 除颤仪!"

4. 复苏体位

（1）放平床,撤掉床头、床档,将患者置于去枕仰卧位,枕头立于床头,掀被露脚（操作者面向床头,右手抬头左手立枕）。

（2）双臂放于两侧,松解衣扣、腰带,暴露胸腹部。

（3）施救者位置:患者右侧肩部。

（4）背部垫硬板。

5. 胸外按压（C）

（1）喉旁两指判断颈动脉搏动（图 6-1）：示指、中指指尖触及气管正中部位，向近侧下滑2~3cm，至甲状软骨和胸锁乳突肌之间的凹陷处。时间：5~10秒（四位数读秒：1001、1002、1003、1004、1005……判断 5 秒

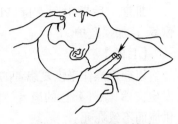

图 6-1　判断颈动脉搏动

以上 10 秒以下）。触摸颈动脉时不能用力过大，以免压迫颈动脉而影响头部血供。如未能触及搏动则提示心搏已停止，但同时应注意避免主观错误（检查者可能将自己手指的搏动误认为患者的脉搏）。若无颈动脉搏动，立即行胸外按压。切记不可同时触摸两侧颈动脉，容易发生危险。

（2）按压：双膝分开跪于床上或立于床旁（或垫脚凳）。

1）按压部位：胸部中央（胸骨下 1/2 段），即两乳头连线的中点。

2）按压手法：一手掌根部紧贴在按压部位，另一手掌根部重叠放于其手背上，十指相扣，掌根紧贴胸壁，上身前倾，双臂挺直并垂直于地面，以髋关节为轴，利用肩腰部的力量，将患者的胸骨向脊柱方向垂直按压。

3）按压幅度：使胸骨下陷至少 5cm，每次按压后使胸廓完全反弹，放松时手掌不能离开胸壁，并重复按压和放松动作。

4）按压时间：放松时间 =1：1；按压频率：至少 100 次 / 分。

6. 检查并清除口腔异物　将患者头偏向一侧，双手放于面颊两侧，两拇指压住下颌，将其口腔打开，检查口腔，去义齿，清除口腔、鼻腔分泌物。

7. 开放气道（A）　仰头举颏法：用一手的掌外侧置于患者的前额，稍加力使头后仰，另一手示指、中指置于下颏，将下颌骨

上提使伤员下颌经耳垂连线与地面成 90°,注意不要压颏下软组织。

8. 人工呼吸(B)

(1)使用呼吸膜:将按压前额的手大拇指与示指捏住鼻孔,张大嘴与患者嘴紧密结合,吹气时间 >1 秒。吹气过程中用眼睛余光观察胸廓起伏,换气时转头面向床尾,耳朵贴近患者面部,眼睛看胸部,连续 2 次。见胸廓明显起伏表明人工呼吸有效。

(2)面罩加压给氧

1)检查简易呼吸器功能良好,连接面罩与气囊。

2)将简易呼吸器连接壁氧,调整氧流量至 10 升 / 分。

3)置面罩于患者口、鼻部(尖端为鼻部),一手以"EC"手法固定面罩,另一手挤压气囊 >1 秒,见胸廓起伏为有效。每次送气 500~600ml,频率 10~12 次 / 分,做两次人工通气。

4)胸外按压和人工呼吸比 30∶2。

9. 复苏效果评估　以心脏按压:人工呼吸 =30∶2 的比例交替进行,操作 5 个循环后(心脏按压开始送气结束)再次进行评估,时间不超过 10 秒。

(1)神志:呼叫患者,有反应、有呻吟。

(2)呼吸:可见胸廓起伏,鼻翼扇动。

(3)瞳孔:面向患者,左手拇指、示指同时向上打开患者双目,右手持手电筒,用手电筒的余光照瞳孔,迅速移开。先对侧后近侧,双侧瞳孔较前缩小,对光反射恢复。

(4)循环:再次触摸颈动脉,可触及颈动脉搏动(不少于 5 秒),面色转红润。

(5)心电图:恢复窦性心律。

(6)进一步生命支持:开放静脉通道,心电监护,持续吸氧。

10. 心肺复苏成功的有效指征

(1)能触到周围大动脉搏动。

(2)上肢收缩压在 8kPa(60mmHg)以上。

（3）颜面、口唇、甲床及皮肤色泽转为红润。

（4）散大的瞳孔已缩小。

（5）自主呼吸恢复。

（6）心电图波形有所改善。

【操作后护理】

1. 合理安置患者 撤心电图机夹子→撤按压板→撤面罩→加枕→穿衣服→舒适体位→盖被。

2. 洗手,详细记录抢救过程,正确填写重危患者记录单(床号、姓名、诊断、抢救时间)。

3. 治疗室用物处理 心电图机及夹子、简易呼吸器、手电筒等常备物品用75%乙醇擦拭;垃圾按规范分类处置;氧气呈备用状态。

【注意事项】

1. 按压位置必须正确。

2. 按压时避免向下冲击。胸外按压时要确保足够的频率及深度,每次按压后要让胸廓充分的回弹,且掌根不可离开胸壁。以保证心脏得到充分的血液回流。

3. 按压时肩、肘、腕在一条直线上,并与患者身体长轴垂直。按压时手掌掌根不能离开胸壁。

4. 按压与放松的时间基本相同。

5. 按压时,应观察患者有无反应及面色变化。如有两名救护者,应于5个30:2后换人操作。

6. 尽量减少中断按压的时间,中断的时间应少于10秒。

7. 避免过度通气,以免引起患者胃部胀气。

操作2 电除颤

电除颤指在严重快速心律失常(如室颤)时,用外加的高能量脉冲电流通过心脏,使全部或大部分心肌细胞在瞬间同时除极,造成心脏短暂的电活动停止,然后由最高自律性的起搏点

（通常为窦房结）重新主导心脏节律的治疗过程。

【目的】

纠正、治疗心律失常，恢复窦性心律。

【适应证】

1. 心室颤动、心室扑动。

2. 室性心动过速伴有血液动力学显著改变并出现心力衰竭、休克等，房颤、房扑伴血流动力学不稳定者可首选。

【操作前准备】

1. 物品准备　除颤机处于完好备用状态，准备抢救物品、导电糊、电极片，治疗碗内放纱布 5 块，摆放有序。电源插座、心电监护仪、快速手消毒液。

2. 护士要求　仪表端庄、服装整洁。

【操作程序】

1. 评估

（1）了解患者病情状况，评估患者意识、心电图状态以及是否有室颤波。

（2）除颤仪的性能、蓄电池充电情况。

（3）环境温度、光线适宜、电源插座配套。

2. 操作

（1）患者呈复苏体位，暴露胸部，清洁监护导联部位皮肤，保持除颤部位皮肤干燥，按电极片，连接导联线。

（2）正确开启除颤仪，调至监护位置。

（3）选择除颤能量，单相波除颤用 360J，双相波用 150~200J，确认电复律状态为非同步方式。

（4）迅速擦干患者胸部皮肤，手持电极板时不能面向自己，将手控除颤电极板涂以专用导电糊，并均匀分布于两块电极板上。

（5）正确握持电极板，左手为:Sternum,paddle,右手为 Apex,paddle。正确放置电极板，右手电极板在心尖部，上缘平左乳头，电极板中心位于左腋前线,左手电极板置于胸骨右缘第二肋间。

(6) 电极板紧贴皮肤,压力均匀适当。

(7) 充电、再次观察心电示波确需除颤,大声喊"你离开,我离开,大家都离开"(提示操作者及其他人员,切记勿碰到病床或任何连接到患者身上的设备),环顾患者四周,确定周围人员无直接或间接与患者接触(操作者身体后退一小步,不能与患者接触)。

(8) 双手拇指同时按压放电按钮电击除颤(从启用手控除颤电极板至第一次除颤完毕,全过程不超过 20 秒)。

(9) 移开电极板,旋钮回位至监护。

(10) 观察心电图波形,判断除颤结果,必要时重复上述步骤。

(11) 清洁除颤电极板,关机。

(12) 取下电极片,擦净皮肤。

【操作后护理】

1. 安置患者,清洁皮肤,观察除颤部位皮肤情况。

2. 继续心电监护等抢救措施,监测心率、心律,遵医嘱用药。

3. 整理用物,关闭电源,清洁电极板上的导电胶(清水擦拭干净后晾干备用,注意保持干燥)。

4. 洗手,记录患者病情、除颤时间、能量、次数、效果。

5. 评价

(1) 患者的心律失常及时发现并能有效控制。

(2) 能量选择正确。

(3) 患者无皮肤灼伤等并发症。

【注意事项】

1. 除颤前确定患者除颤局部无潮湿,无敷料,皮肤与电极接触紧密,减少胸壁阻抗,如佩戴起搏器时,电极板绝不可放其上,最少要隔 10cm。

2. 除颤前后必须以心电图监测为主,并加以前后对照。

3. 除颤放电时,术者禁忌带湿操作,并确定操作者和周围人员无直接或间接与患者接触。

4. 注意不要碰撞机器,导线不要过度弯曲,禁忌电极板对空放电、两片板面对面放电。

5. 导电胶要涂满电极板,尤其注意边缘,以免灼伤皮肤。

6. 操作结束,擦拭电极板、检察记录纸和导电胶等,保持除颤仪完好备用。

【电除颤与心肺复苏】

强调除颤后立即进行 CPR。

1. 连续除颤浪费时间,可导致有效胸外按压中断时间的延长。

2. 如首次除颤未成功,往往是因为室颤的振幅较低,此类患者应立即进行有效的 CPR,其价值大于给第二次的电击。

3. 室颤终止后,患者大多会出现几分钟的非灌注型节律,此时恰当的措施是立即进行有效的 CPR。

项目三　护资考场自测

A2 型题

1. 被目击的非创伤心搏骤停患者中最常见的心律为(　　)

A. 心脏停搏　　　　　　　　B. 无脉性室颤

C. 室颤　　　　　　　　　　D. 电 - 机械分离

E. 无脉性室性心动过速

2. 对被目击的短暂室颤患者的最佳处理措施为(　　)

A. 胸外按压　　　　　　　　B. 静脉推注利多卡因

C. 静脉推注胺碘酮　　　　　D. 立即除颤

E. 人工呼吸

3. 心肺复苏时急救者在电击除颤后应(　　)

A. 立即检查心跳或脉搏

B. 先行胸外按压,5 组心肺复苏后再进行心跳检查

C. 立即进行心电图检查

D. 调节好除颤仪,准备第二次除颤

E. 静脉推注胺碘酮

4. 心脏停搏时推荐的每次吹气时间为(　　　)

A. 超过 1 秒　　　　　　　　B. 超过 2 秒

C. 小于 1 秒　　　　　　　　D. 与呼气时间等同

E. 快速用力吹气

5. 诊断心搏骤停迅速可靠的指标是(　　　)

A. 脉搏不清　　　　　　　　B. 呼吸停止

C. 瞳孔散大　　　　　　　　D. 血压测不到

E. 大动脉搏动消失

6. 心跳停止时间是指(　　　)

A. 循环停止到重建人工循环的时间

B. 循环停止到心脏复跳的时间

C. 发现心跳停止到重建人工循环的时间

D. 发现心跳停止到心脏复跳的时间

E. 以上都不是

7. 心搏骤停紧急处理原则中,下列哪项是错误的(　　　)

A. 迅速开始人工呼吸

B. 开始胸外按压前需待心电图确诊

C. 立即开放静脉输液通道

D. 立即开始胸外按压

E. 准备好电击除颤

8. 胸外电击除颤时,电极板安放的位置应在(　　　)

A. 心尖区后胸壁

B. 左第二肋间前胸壁,心尖区

C. 左第二肋间前胸壁,心尖区后胸壁

D. 右第二肋间前胸壁,心尖区或心尖区后胸壁

E. 以上都可以

9. 心跳复苏后,最容易出现的继发性病理改变是(　　)

A. 心肌缺血性损害　　　　　　B. 肺水肿

C. 脑缺氧性损害　　　　　　　D. 肝小叶中心坏死

E. 肾小管坏死

10. 进行心肺复苏时,评估循环的时间是(　　)

A. 至少 5 秒钟　　　B. 至少 3 秒钟　　　C. 至少 10 秒钟

D. 10 秒钟　　　　　E. 5~10 秒钟

11. 对目击心搏骤停的患者,正确的电除颤的策略是
(　　)

A. 连续 3 次除颤

B. 盲目除颤

C. 尽早连续 3 次除颤

D. 尽早 1 次除颤后,马上恢复胸外按压

E. 先行 2 分钟的 CPR,再行除颤

12. 对呼吸停止但仍有循环征象的患者,进行人工通气的
频率是(　　)

A. 10 次 / 分钟　　　　　　　B. 8~10 次 / 分钟

C. 10~12 次 / 分钟　　　　　D. 6~10 次 / 分钟

E. 15 次 / 分钟

13. 在心肺复苏过程中,应尽量减少中断胸外按压,中断胸
外按压的时间(　　)

A. 不超过 5 秒钟　　　　　　B. 不超过 10 秒钟

C. 不超过 20 秒钟　　　　　D. 不超过 1 分钟

E. 不超过 30 秒钟

14. 心肺复苏中胸外按压的频率为(　　)

A. 80~100 次 / 分　　　　　B. 至少 100 次 / 分

C. 120 次 / 分　　　　　　　D. 60~80 次 / 分

E. 80 次 / 分

15. 心肺复苏指南中胸外按压的部位为( )

A. 双乳头之间胸骨正中部 B. 心尖部

C. 胸骨中段 D. 胸骨左缘第五肋间

E. 胸骨中上三分之一

16. 成人心肺复苏时胸外按压实施者交换按压操作的时间间隔为( )

A. 5分钟 B. 3分钟 C. 10分钟 D. 2分钟 E. 1分钟

17. 心肺复苏中单或双人复苏时胸外按压与通气的比率为( )

A. 5 : 1 B. 15 : 2 C. 30 : 1 D. 15 : 1 E. 30 : 2

18. 成人使用什么方法打开气道( )

A. 将手指放在他的嘴里,向前推下颌

B. 仰头举颌法

C. 双手推举下颌法

D. 将舌头往前拉

E. 拉颌法

19. 你的同事是一位55岁体型肥胖的男士,没有心脏病史,突感剧烈的胸骨后疼痛,持续约5分钟后缓解,应该如何处理( )

A. 胃痛,口服制酸药 B. 冠心病,门诊随访

C. 心绞痛,急诊就诊 D. 心律失常,急诊就诊

E. 休息

20. 进行心肺复苏时,患者的正确体位应为( )

A. 仰卧位 B. 俯卧位 C. 侧卧位

D. 半卧位 E. 仰卧屈膝位

21. 成人心肺复苏时胸外按压的深度为( )

A. 胸廓前后径的一半 B. 2~3cm

C. 至少5cm D. 3~4cm

E. 6~7cm

22. 经检查,当发现患者没有反应时,应( )

A. 对患者进行胸外心脏按压

B. 对患者进行人工呼吸

C. 检查患者四肢的血液循环状况

D. 立即查看患者有无呼吸

E. 立即除颤

23. 当发现患者无反应、无呼吸或只有喘息时,应高声呼救,并立即( )

A. 对患者做电除颤　　　　B. 对患者施行心肺复苏抢救

C. 对患者做全身检查　　　　D. 将患者摆放至俯卧体位

E. 等待医生到来

24. 以下哪项胸外心脏按压的操作是正确的( )

A. 按压和放松时上身前后摆动

B. 放松时间短于按压时间

C. 按压时间短于放松时间

D. 放松时手掌根可离开按压部位

E. 按压与放松时间基本相同

25. 在心肺复苏过程中,应在操作2分钟后或几组30∶2后,检查患者的自主呼吸和心跳( )

A. 2　　　B. 3　　　C. 5　　　D. 6　　　E. 8

参考答案

A2 型题

1. C　　2. C　　3. B　　4. A　　5. E　　6. A　　7. B　　8. D

9. C　　10. E　　11. D　　12. C　　13. B　　14. B　　15. A　　16. D

17. E　　18. B　　19. C　　20. A　　21. C　　22. D　　23. B　　24. E

25. C

（刘　颖）

第七章

胸部疾病护理实践

项目一　典型案例分析

案例　气胸患者的护理

　　刘先生,43岁,骑车途中被汽车撞伤,主诉左侧胸腹疼痛难忍。急诊入院后检查:神志清,面色发绀,呼吸急促,烦躁不安,脉搏细速,四肢湿冷,脉搏:120次/分,呼吸:24次/分,血压:85/60mmHg。左侧胸壁有一个小裂口,见肋骨断端,伴出血不止,在伤口处可听到"嘶嘶"声,左上腹压痛明显。

　　请讨论:

　　1. 目前该患者主要存在的护理问题是什么?

　　2. 应采取哪些护理措施?

　　分析:

　　1. 主要存在的护理问题

　　(1)气体交换受损:与肺组织萎陷、通气不足、胸部损伤造成肋骨骨折等有关。

　　(2)体液不足:与胸部损伤造成的失血有关。

　　(3)疼痛:与胸部损伤、肋骨骨折有关。

　　(4)潜在并发症:血气胸、脓胸。

　　2. 护理措施　患者为开放性气胸并发失血性休克。

（1）急救：迅速封闭伤口，变开放性气胸为闭合性气胸。清创缝合开放性伤口，进行胸膜腔闭式引流恢复胸膜腔内正常的压力，保持胸膜腔闭式引流的通畅，观察引流液的颜色、性状及效果。

（2）补充血容量，纠正休克：建立静脉通道，输血输液维持充足的血容量。

（3）维持呼吸功能：给予吸氧，保持呼吸道通畅，鼓励患者咳嗽和深呼吸，必要时吸痰。

（4）密切观察病情变化：观察患者的生命体征及一般情况，观察伤口有无渗血渗液，观察患者有无异常呼吸、皮下气肿等，动态观察红细胞计数、血红蛋白和血细胞比容的变化。

（5）预防感染：充分引流，合理使用抗生素。

（6）健康教育：和患者说明胸腔闭式引流的作用和目的，说明深呼吸和咳嗽排痰的重要性，预防感冒，恢复期加强呼吸功能的训练。

项目二　护理技术操作详解

操作　胸膜腔闭式引流术

胸膜腔闭式引流术是依靠水封瓶中的液体使胸膜腔与外界隔离，当胸膜腔因积气或积液形成高压时，胸膜腔内的气体或液体可排至引流瓶内；当胸膜腔内负压恢复时，水封瓶内的液体被吸至引流管下端形成负压水柱，阻止空气进入胸膜腔。

【目的】

1. 使液体、血液和空气从胸膜腔排出，并预防其反流。

2. 重建胸膜腔正常的负压，使肺复张。

3. 平衡压力，预防纵隔移位。

【适应证】

1. 用于血胸、脓胸和气胸的引流。

2. 用于开胸术后的患者。

3. 用于全肺切除的患者。

【操作前准备】

1. 物品准备 基础治疗盘、胶布、止血钳 2 把,100ml 无菌蒸馏水或 0.9% 氯化钠溶液,无菌的胸膜腔闭式引流装置一套,即胸膜腔引流管和水封瓶。根据病情需要,水封瓶可有单瓶式、双瓶式、三瓶式三种,目前临床多采用一次性引流瓶(图 7-1)。

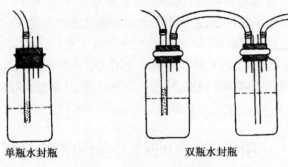

单瓶水封瓶   双瓶水封瓶

图 7-1 胸腔闭式引流装置

2. 患者准备

(1)知情同意:术前向患者及家属说明引流的目的、特殊体位、过程及注意事项,消除患者的紧张、恐惧心理,征得患者和家属的签字同意。

(2)过敏试验:用普鲁卡因局麻时,需先做普鲁卡因皮试并记录结果。

(3)安置体位:患者一般采取半卧位,根据临床诊断确定插管的部位,气胸引流管一般放置在锁骨中线第 2 肋间隙,血胸引流胸管一般放置在腋中线与腋后线间第 6 肋或第 8 肋间隙。引流管的侧孔应深入胸腔 2~3cm(图 7-2)。

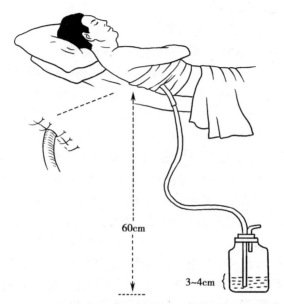

60cm

3~4cm

图 7-2　胸腔闭式引流的患者

【术中配合】

1. 连接引流瓶　打开无菌瓶包装,取出无菌瓶,按无菌操作法倒取无菌溶液于引流瓶内,使玻璃管埋于水中 2cm,并盖紧瓶盖;贴一横胶布条于引流瓶水平线上并注明日期及加入的水量;将引流管一端接于引流瓶,另一端保持无菌状态;将以上物品放置于治疗车上,如为一次性引流装置,按说明连接。

2. 分离引流管　用止血钳双重夹闭胸引流管,取下原有的引流管及引流瓶。

3. 更换引流瓶　用 2% 碘酊消毒并用 75% 的乙醇棉签消毒胸引流管接头处二次,将引流管接于胸引管上,并用胶布做十字粘贴,以防滑落。

4. 固定　用大别针将引流管固定于床上,将胸引管的止血钳松开。

【操作后护理】

1. 保持引流管道的密闭 使用前、使用过程中检查整个引流装置是否密闭，保持管道连接处衔接牢固。保持引流瓶直立，长管没入水中 3~4cm。胸壁伤口引流管周围用油纱布包盖严密。更换引流瓶或搬动患者时，需双钳夹闭引流管。妥善固定引流管，防止滑脱。引流管连接处滑脱或引流瓶损坏，应立即双钳夹闭胸壁引流管，并更换整个装置。若引流管从胸腔滑脱，立即用手封闭引流口，配合医生进一步处理。

2. 严格无菌操作防止逆行感染 引流装置应保持无菌，保持胸壁引流口处敷料清洁干燥。引流瓶低于胸壁引流伤口 60~100cm。水封瓶不可倒置，也不可高于胸部，以免液体逆流入胸腔。每天更换引流瓶液体一次，并测量记录 24 小时引流量。更换前必须用 2 把血管钳将引流管的近端夹闭，以防止空气进入胸膜腔；然后严格遵守无菌的原则进行操作，最后将引流瓶与引流管连接紧密，确保无误后，打开血管钳。

3. 保持引流管通畅 患者常采取半卧位，有利于呼吸、循环，有利于引流。防止引流管阻塞、扭曲、受压，鼓励患者咳嗽、深呼吸、经常变换体位。定时挤压引流管，以免管腔被血凝块或脓块堵塞。

4. 观察和记录 注意观察水封瓶长玻璃管中的水柱波动情况，观察引流液的量、性质、颜色，并准确记录。胸膜腔闭式引流水封瓶长玻璃管中水柱正常情况下是随着呼吸上下波动的，表示引流通畅。当水封瓶长管内水柱不波动或波动不明显时，患者无不适症状常提示肺膨胀良好，已无残腔，为正常现象，可以考虑拔管。如果水封瓶长管内水柱不波动，患者主诉胸闷常提示引流不通畅，需要处理。开胸术后 8 小时内有少量血性液流出为正常现象，血性液逐渐变为淡红直至正常。但是如术后持续引流血性液体，每小时超过 200ml，说明胸腔内有活动性出血。若伴有越来越多的气泡溢出，表示肺裂伤或支气管裂伤的可能。

5. 妥善固定　将足够的长度的引流管固定在床缘,以免因翻身、牵拉等发生引流口疼痛或引流管脱出。

6. 拔管　开胸术后的患者,胸膜腔闭式引流 48 小时后水柱停止波动,没有气体液体排出,经 X 线检查肺膨胀良好,即可拔管。其他情况由病情而定。拔管时嘱患者深吸气屏气,迅速拔除,立即用凡士林纱布填塞引流口,并固定。拔管后 24 小时内应注意患者的呼吸和局部有无渗液、出血、漏气、皮下气肿等情况。

项目三　护资考场自测

A2 型题

1. 王先生,32 岁,因车祸引起右胸部损伤,呼吸极度因难,发绀,肺呼吸音消失,并有严重的皮下气肿,判断为张力性气胸,急救应立即（　　　）

 A. 吸氧　　　　　　B. 快速静脉输液　　C. 输血

 D. 气管切开　　　　E. 胸腔穿刺排气

2. 刘先生,45 岁,因肺癌进行肺切除术后行闭式胸膜腔引流,在翻身时,胸腔导管不慎脱出,及时首要的措施是（　　　）

 A. 将引流管重新插入　　　　B. 用无菌敷料将伤口堵闭

 C. 手指捏紧引流口皮肤　　　　D. 急呼医生处理

 E. 在第 2 肋间插入粗针头

3. 李先生,36 岁,开胸手术后行闭式胸膜腔引流已 48 小时。水封瓶长玻璃管内的水柱波动消失,嘱患者咳嗽时水柱有波动出现,提示（　　　）

 A. 肺膨胀良好　　　　　　B. 引流管有堵塞

 C. 患侧肺不张　　　　　　D. 呼吸道不通畅

E. 并发支气管胸膜瘘

4. 陈先生,42 岁,右胸刺伤 2 小时,胸膜腔与外界相通,极度呼吸困难,此时应首先采取的措施是(　　)

A. 立即加压包扎、封闭胸壁伤口

B. 胸腔闭式引流

C. 输血、输液

D. 立即排气减压

E. 立即手术

5. 王女士,28 岁,被人用刀刺伤胸部后半小时急诊入院。入院查体,血压 75/55mmHg,脉搏细数,呼吸急促,听诊呼吸音减弱,X 线示有大量积液阴影,该患者应诊断为(　　)

A. 开放性气胸　　　　　　　　B. 张力性气胸

C. 损伤性血胸　　　　　　　　D. 损伤性血气胸

E. 以上均不是

6. 刘女士,45 岁,因胸部外伤导致左侧血气胸,经胸腔闭式引流后,下列哪项情况是拔管的最好指标(　　)

A. 水封瓶内无气泡逸出或一天引流量少于 50ml,X 线证实左肺完全膨胀

B. 胸腔闭式引流长管内水注停止波动,即可拔管

C. 胸腔闭式引流长管内水注波动少于 1cm

D. 胸腔闭式引流量连续两天少于 50ml,夹管 24 小时后拔除

E. 只需胸透证实左肺已完全复张即可

7. 王女士,32 岁,因车祸致右侧胸部损伤,1 小时后送至急诊室,能判断该患者是开放性气胸的临床表现是(　　)

A. 胸部有捻发音

B. 呼吸困难

C. 胸壁伤口处可听到空气出入声

D. 胸部听诊呈鼓音

E. 伤侧听诊呼吸音加强

A3/A4 型题（10 个）

（1~2 题共用题干）

王女士,47 岁,因车祸导致胸部外伤和开放性气胸,出现呼吸困难和发绀。入院后立即给予封闭胸壁伤口,行闭式胸膜腔引流术。

1. 为该患者行闭式胸膜腔引流时,导管安放的位置应是患侧的（　　）

　A. 第 2 肋间锁骨中线处　　　B. 第 7、8 肋间腋中线处

　C. 第 6、7 肋间腋前线处　　　D. 第 5、6 肋间腋中线处

　E. 第 9、1 肋间腋后线处

2. 该患者闭式胸膜腔引流护理中,促使胸内气体排出的措施是（　　）

　A. 取半卧位

　B. 水封瓶低于引流口 60cm

　C. 保持长玻璃管在水面下 3cm

　D. 鼓励患者咳嗽和深呼吸

　E. 定时挤捏引流管

（3~4 题共用题干）

齐先生,38 岁,在一次车祸中钢棒刺伤其左腋下,出现烦躁不安,呼吸困难,口唇发绀。左腋下胸壁有伤口,呼吸时能听到空气出入伤口的"嘶嘶"响声,气管向健侧移位,患侧胸部叩诊呈鼓音。

3. 最重要的护理问题是（　　）

　A. 疼痛　　　　　　　　　　B. 皮肤完整性受损

　C. 清理呼吸道无效　　　　　D. 低效性呼吸形态

　E. 有感染的危险

4. 该患者的急救措施首先是（　　）

A. 输血输液   B. 使用抗生素

C. 开胸手术   D. 闭式胸膜腔引流

E. 迅速封闭伤口

(5~8题共用题干)

方先生,32岁,胸部外伤致右侧第5肋骨骨折并发气胸,呼吸极度困难,发绀,皮肤湿冷,检查:血压80/60mmHg,气管向左侧移位,右胸廓饱满,叩诊呈鼓音,呼吸音消失,颈胸部有广泛皮下气肿等。医生采用闭式胸膜腔引流治疗。

5. 造成患者极度呼吸困难、发绀的主要原因是（   ）

A. 健侧肺受压迫   B. 纵隔向健侧移位

C. 静脉血液回流受阻   D. 伤侧胸腔压力不断升高

E. 广泛皮下气肿

6. 该患者最可能的诊断是（   ）

A. 闭合性气胸   B. 开放性气胸

C. 张力性气胸   D. 创伤性气胸

E. 血气胸伴失血性休克

7. 护士在巡视病房时,发现引流管衔接处脱节。应立即做出的处理是（   ）

A. 更换胸腔引流管   B. 引流管重新连接

C. 钳闭引流管近端   D. 拔除胸腔引流管

E. 通知医生,等待处理

8. 此时该患者的主要护理问题是（   ）

A. 潜在并发症:休克

B. 知识缺乏

C. 恐惧

D. 营养失调 - 低于机体需要量

E. 清理呼吸道无效

(9~10题共用题干)

马先生,28岁,右侧胸部被匕首刺伤4小时,有胸痛,呼吸急促。检查：口唇发绀,脉搏 120 次 / 分,血压 70/40mmHg,右侧胸壁有伤口,呼吸时能听到空气出入胸膜腔的响声,气管移向健侧,叩诊呼吸音消失。

9. 该患者首先应考虑为（　　　）

A. 闭合性气胸　　　B. 开放性气胸　　　C. 张力性气胸

D. 损伤性血胸　　　E. 胸壁软组织刺伤

10. 该患者引起休克的主要原因是（　　　）

A. 血容量不足

B. 纵隔摆动、回心血量减少

C. 伤侧肺完全萎陷

D. 心脏受压

E. 健侧肺部分受压

参考答案

A2 型题

1. E　　2. C　　3. A　　4. A　　5. D　　6. A　　7. C

A3/A4 型题

1. A　　2. D　　3. D　　4. E　　5. D　　6. C　　7. C　　8. A

9. B　　10. B

（张燕京）

第八章
腹部疾病护理实践

项目一 典型案例分析

案例1 腹膜炎患者的护理

王先生,42岁,主因突发左上腹痛,伴发热4小时入院。查体:全腹压痛及反跳痛,伴肌紧张,左上腹明显,肠鸣音减弱;并伴有恶心及呕吐,呕吐物为胃内容物,无呕血及黑便,心肺检查正常。腹腔穿刺抽出稀薄液体,有食物残渣。实验室检查:白细胞:20×10^9/L;k^+:3mmol/L。其余均正常。患者既往有20年溃疡病史。腹部X线显示膈下有游离气体。行彩超提示:胃穿孔。急诊行胃穿孔修补术。术后给予禁食,胃肠减压,静脉高营养,抗感染补液等对症治疗。术后1周拔出胃管,进流质饮食。

请讨论:

1. 目前该患者主要存在的护理问题是什么?

2. 应采取哪些护理措施?

分析:

1. 主要存在的护理问题

(1)体温过高:与腹膜炎毒素吸收有关。

(2)腹痛、腹胀:与腹膜炎炎症反应和刺激、毒素吸收有关。

(3)体液不足:与腹膜腔大量渗出、高热或体液丢失有关。

（4）潜在并发症:腹腔脓肿或切口感染。

2. 护理措施

（1）术前护理

1）做好心理护理:安慰患者,减轻腹胀、腹痛,促进患者舒适。

2）体位:患者取半卧位,促进腹腔内渗出液流向盆腔,以减少毒素吸收,减轻中毒症状,利于引流和局限感染。避免腹胀所致的膈肌抬高,减轻腹胀对呼吸循环的影响。休克患者应取中凹卧位。

3）禁食、胃肠减压:吸出胃肠道内容物和气体,改善胃、肠壁的血液循环和减少消化道内容物继续流入腹腔,减轻腹胀和腹痛。

4）止痛:明确诊断的患者,可用哌替啶类止痛剂镇痛。诊断不明或需要继续观察的患者,慎用止痛药物,以免掩盖真实病情。做好急诊手术的准备工作。

（2）控制感染,加强支持治疗

1）合理应用抗菌药物:继发性腹膜炎多为混合性感染,应根据细菌培养及药敏结果选择广谱抗菌药。但抗菌药的使用不能完全替代手术治疗。

2）降温:高热患者,应给予药物降温协同物理降温。

3）支持治疗:急性腹膜炎的患者由于炎症、机体应激反应和长时间禁食的原因所致营养不良及贫血,应给予肠内外营养支持,提高机体防御能力和愈合能力。

（3）维持体液平衡和生命体征平稳

1）输液:迅速建立静脉通路,补充液体和电解质等,纠正电解质及酸碱失衡。尽量选择上肢粗大血管穿刺,必要时留置中心静脉。根据病情输入全血或血浆提高胶体渗透压,维持有效循环血量。

2）准确记录出入量:维持每小时尿量 30~50ml。

3）抗休克治疗:患者发生休克时,加快补液速度的同时应定时监测中心静脉压、血气分析、肾功能、电解质、血糖等指标。

（4）术后护理

1）一般护理：全麻清醒或硬膜外麻醉患者去枕平卧6小时后，若生命体征平稳则改半卧位。若患者病情允许，鼓励患者早期活动，活动量因人而异。对年老体弱或病情较重者，不要过早活动。

2）术后并发症的预防和护理

①严密观察病情：术前或术后密切观察心率、血压、血氧饱和度、中心静脉压等。

②术后6小时鼓励患者尽早下床活动，预防肠管粘连。

③妥善固定胃管、尿管、引流管等，保持引流通畅，避免管路扭曲、受压、打折、脱出。每24小时更换负压引流器、尿袋、引流袋一次，严格无菌操作，防止管路逆行感染。准确记录引流液的颜色、性状、引流量。

④遵医嘱为患者做雾化吸入，稀释痰液，及时为患者拍背，预防肺部感染。

⑤遵医嘱应用血液循环治疗仪，预防下肢静脉血栓的形成。

⑥做好口腔护理、尿管护理、皮肤护理，预防感染。

⑦密切观察切口敷料情况，如有渗出及时通知医生更换敷料。保持切口敷料清洁干燥。

案例2　直肠癌患者的护理

孟先生，65岁，近年来患者便前常有肛门下坠、里急后重和排便不尽感，近几个月来，常便中带有黏液血便，来院就诊后确诊为直肠癌，行经腹直肠癌切除、人工肛门、远端封闭手术，术后患者一般情况好，但对人工肛门（结肠造口）难以接受。

请讨论：

1. 目前该患者主要存在的护理问题是什么？

2. 应采取哪些护理措施？

分析：

1. 主要存在的护理问题

（1）营养失调 - 低于机体需要量：与食欲下降、腹泻、肿瘤慢性消耗有关。

（2）自我形象紊乱：与结肠造口、排便方式改变、缺乏疾病和手术的相关知识有关。

（3）潜在并发症：出血、感染、造口缺血坏死或狭窄、尿潴留等。

2. 护理措施

（1）术前护理

1）心理护理：术前应了解患者对疾病的认识，根据具体情况做好安慰解释工作，告知手术治疗的必要性、手术方式以及结肠造口术的知识，真实而有技巧地回答患者提出的问题，解释治疗过程，使患者更好地配合手术治疗和护理，增强战胜疾病的信心。

2）一般护理：术前检查心、肺、肝、肾等功能，若伴有高血压、冠心病、糖尿病等应及时处理后方可手术。补充高蛋白、高热量、丰富维生素、易消化的少渣饮食。对贫血，低蛋白血症，水、电解质及酸碱平衡紊乱的患者，应予及时纠正，以提高患者对手术的耐受力。

3）肠道准备：肠道准备的目的是使肠道内的粪便排空，减少肠道内细菌数量，避免术中污染、术后腹胀和切口感染等。胃肠道准备包括控制饮食、清洁肠道和药物使用 3 个方面。

4）其他准备：手术当天早晨禁饮水、放置胃肠减压管和留置导尿管。

（2）术后护理

1）一般护理 体位：术后病情平稳者取半卧位，以利于呼吸和腹腔引流。

饮食：术后应禁食水、胃肠减压，由静脉补充水和电解质。至肛门排气或结肠造口开放后拔除胃肠减压管，进流质饮食；1周后改为半流质饮食，2周左右可进普食。选择高热量、高蛋白、丰富维生素和少渣饮食。

2）病情观察：术后应每0.5~1小时测血压、脉搏、呼吸1次，至病情平稳后延长间隔时间；保持腹部及会阴部切口敷料干燥、清洁，若渗血较多，应及时通知医师给予处理。

3）引流管的护理：保持腹腔及骶前引流通畅，妥善固定，避免扭曲、受压、堵塞及脱落。观察记录引流液的颜色、性质和量；引流管周围敷料渗湿时及时更换。直肠癌易损伤骶部神经或造成膀胱后倾，引起尿潴留，故术后应留置导尿管约2周，拔管前先试行夹管，每3~4小时或患者有尿意时开放1次，以训练膀胱功能，防止排尿功能障碍。

4）会阴部切口的护理：腹会阴联合直肠癌根治术（Miles手术）范围大，术后渗血、渗液多，应注意保持会阴部引流通畅及切口敷料清洁干燥，如被污染或被血液渗湿，应及时更换。骶前引流管拔除后，会阴部可用1：5000高锰酸钾溶液温水坐浴，每天1次。适当限制下肢外展，以免造成会阴部切口裂开。

（3）健康教育

1）对患有结肠息肉、腺瘤及溃疡性结肠炎等癌前病变者，定期随诊；对疑有结肠癌、直肠癌的患者应进行诊断性检查以及时确诊。

2）改变高脂肪、高蛋白、低纤维素的饮食习惯，注意均衡饮食，避免进食刺激性、易引起便秘或腹泻的食物。

3）指导患者出院后每1~2周扩张造口1次，持续2~3个月，发现造口狭窄、排便困难应及时就诊；会阴部创面未愈合者，指导其每天坚持坐浴直至愈合。

4）一般出院后每 3~6 个月复诊 1 次。使用化学药物治疗者，定期进行血细胞分析。

案例3　直肠肛管疾病患者的护理

刘先生，42 岁，4 年前出现鲜血便，常见便纸上有血迹，有时有鲜血覆盖于大便表面，并伴肛门肿块脱出，平卧时可自行回纳。1 个月前出现排便时及便后肛门口剧烈疼痛，便后鲜血滴出，疼痛可持续数小时，诊断为 II 期内痔，伴肛裂，进行非手术治疗、温水坐浴等。

请讨论：

1. 目前该患者主要存在的护理问题是什么？

2. 应采取哪些护理措施？

分析：

1. 主要存在的护理问题

（1）疼痛：与疾病的类型有关。

（2）便秘：与肛周疼痛惧怕解便有关。

（3）知识缺乏：缺少有关疾病的治疗和术后预防复发的康复知识。

2. 护理措施

1）保持排便通畅：多饮水，多吃新鲜蔬菜、水果，忌食辛辣刺激性食物，必要时口服缓泻药。

2）观察便血情况：观察患者便血的量、颜色和持续时间。因长期出血可出现贫血，应注意防止患者排便时晕倒受伤。

3）缓解疼痛：给予肛门部位冷敷、肛管内注入消炎止痛栓等可缓解局部疼痛。

4）保持局部清洁：温水或 1：5000 高锰酸钾溶液坐浴，每天 2 次,以减轻水肿和疼痛,减少污染,促进创面愈合。

5)痔复位:内痔脱出者先用温水洗净,涂润滑油后再用手轻轻还纳入肛管。水肿明显者,可用 50% 硫酸镁湿敷后再还纳。

6)做好手术准备:术前 1 天半流质饮食,手术当天晨禁食、清洁灌肠。

案例 4 胆道疾病患者的护理

王女士,52 岁,1 天前出现右上腹绞痛,逐渐加重,伴恶心、呕吐。查体:体温:40.0℃,脉搏:132 次 / 分,血压:85/60mmHg,表情淡漠,多汗,皮肤巩膜黄染。右上腹压痛,反跳痛(+)。B 超检查胆管扩张,血常规白细胞计数增高,中性粒细胞比例增高,肝功改变,血胆红素增高。入院后诊断为急性梗阻性化脓性胆管炎,行胆总管切开减压及 T 管引流术。

请讨论:

1. 目前该患者主要存在的护理问题是什么?

2. 应采取哪些护理措施?

分析:

1. 主要存在的护理问题

(1)体液不足:与呕吐、感染性休克、T 管引流等有关。

(2)体温过高:与胆道感染有关。

(3)疼痛:与炎症反应刺激、胆道梗阻、手术创伤有关。

(4)营养失调 - 低于机体需要量:与摄入不足、消耗增加有关。

2. 护理措施

(1)手术前护理

1)病情观察:注意患者生命体征及神志变化,胆道感染时,体温升高,呼吸、脉搏增快;如果血压下降、神志改变,说明病情危重。观察腹痛的部位、性质、有无诱因及持续时间;注意黄疸及腹膜刺激征的变化,观察有无胰腺炎、腹膜炎等情况发生;及时了解辅助检查结果,准确记录 24 小时液体出入量。

2)体位:患者注意卧床休息,根据病情选择适当的体位,有腹膜炎者取半卧位。

3)饮食护理:胆道疾病患者对脂肪消化吸收能力低,而且常有肝功能损害,故应给予低脂、高糖、高维生素易消化饮食。肝功能较好者可给富含蛋白质的饮食。对病情较重,伴有急性腹痛者或恶心、呕吐者,应暂禁饮食,同时注意静脉补液,维持水、电解质和酸碱平衡。

4)缓解疼痛:胆绞痛发作的患者,遵医嘱给予解痉止痛药物,常用哌替啶 50~100mg、阿托品 0.5mg 肌内注射;但勿使用吗啡,因其能使胆总管下端 Oddi 括约肌痉挛,加重胆道梗阻。

5)控制感染:遵医嘱应用抗生素,注意按时用药、观察药物的毒副作用。

6)相关检查护理:进行经内镜逆行性胰胆管造影术(ERCP)、经皮肝穿刺胆管造影(PTC)等胆道特殊检查时,做好检查前及检查后的相关护理。

7)对症护理:黄疸患者皮肤瘙痒时,可外用炉甘石洗剂止痒,温水擦浴;高热时物理降温;重症患者有休克时,应积极进行抗休克治疗的护理;有腹膜炎者,执行急性腹膜炎的有关护理措施;对急性化脓性梗阻性胆管炎患者应加强抗休克护理。

(2)手术后护理

1)执行手术后一般护理。

2)病情观察:注意神志、生命体征、尿量及黄疸的变化。黄疸逐渐消退,说明病情好转,黄疸不减轻或加重,应及时联系医生;观察腹部情况,记录腹腔引流液形状和量,警惕胆汁渗漏和出血的发生;观察创口情况。

3)饮食:术后 1~2 天胃肠道功能恢复后应给低脂流质,后改半流质,术后 5~7 天可给低脂普食。适当静脉输液,维持体液平衡。

4)其他:遵医嘱术后继续使用抗生素,术前有腹膜炎者,术后仍按腹膜炎护理。

5)引流管的护理:凡切开胆管的手术,一般都放置 T 管引流。

项目二　护理技术操作详解

操作 1　胃肠减压术

胃肠减压术是利用负压吸引的原理,通过置入胃腔内或肠腔内的引流管,将积聚于胃肠道内的内容物吸出,以降低胃肠道内的压力的方法。主要用于消化道及腹部手术患者,减轻胃肠胀气,增加手术安全性;通过对胃肠减压吸出物的判断,可了解病情变化,协助诊断。

【目的】

1. 减低胃肠道膨胀程度和内压,改善肠壁的血液供应,减轻腹胀,促进胃肠蠕动恢复。

2. 减少胃肠道内容物漏入腹腔,减缓病程进展。

3. 胃肠道手术后便于吻合口出血观察;有利于吻合口愈合,防止肠瘘的形成。

【适应证】

1. 肠梗阻腹胀的患者。

2. 急性腹膜炎、胃肠道穿孔的患者。

3. 胃肠道手术的患者。

【禁忌证】

1. 食管及胃底静脉曲张的患者。

2. 食管阻塞、近期有上消化道出血史。

3. 极度衰弱及濒危者应慎用。

【操作前准备】

1. 物品准备　胃肠减压装置或吸引器（图 8-1）、胃管（长 125cm，有 F12、14、16 号橡胶管或硅胶管，头端有 5~6 个侧孔）、米-阿氏管（管长 300cm，为 F14、16、18 号双腔胶管，可置入小肠直接吸出肠内积气积液，主要用于肠梗阻）、液状石蜡、无菌纱布、止血钳、弯盘和治疗碗、5ml 和 10ml 注射器或 50ml 注射器、治疗巾、棉签、胶布、凉开水。

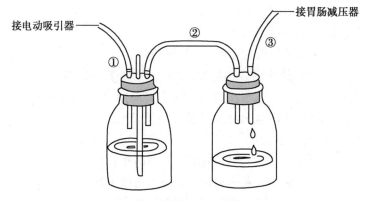

接电动吸引器　　　　②　　　　接胃肠减压器

①　　　　③

图 8-1　胃肠减压装置

目前临床上常用一次性负压吸引器及电动负压吸引器，兼有液体收集作用。

2. 患者准备　术前了解患者病情、检查鼻腔是否通畅，向患者及家属说明引流的目的、特殊体位、过程及注意事项，消除患者的紧张、恐惧心理，取得患者和家属的配合。

【操作程序】

1. 准备胃管　检查导管是否通畅，双腔管气囊有无漏气及双腔管气囊的容量。将各管腔的开口处做好标记,测量插管深度,润滑胃管前端。检查胃肠减压装置各部位安装是否正确、通畅,有无漏气等故障。

2. 经鼻插管 摆好患者体位,铺上治疗巾,用棉签清洁鼻腔。润滑胃管,将胃管从一侧鼻孔缓缓插入,当患者感觉到咽喉部时,嘱其作吞咽动作并顺势将胃管送至胃内,当插管深度到达预期位置后,将导管用胶布固定于患者面颊或鼻梁上。

3. 减压 将胃管与负压吸引瓶相接,检查各条管道是否通畅,每隔4~8小时打开吸引器抽吸胃管一次。

【操作后护理】

1. 胃肠减压期间禁食、禁饮,停用口服药物。如需从胃管内注药时,应夹管并暂停减压1小时;注意加强营养,适当输液,维持水、电解质和酸碱平衡。

2. 胃肠减压管应妥善固定,避免移位或脱出;保持胃肠减压持续通畅,防止内容物阻塞,每4小时检查一次,用生理盐水冲洗胃管每天1次,每次约30~40ml,如有阻塞应及时冲洗。

3. 观察并记录引流液的量和性质,一般胃肠手术后24小时内,胃液多呈暗红色,2~3天后逐渐减少。如有鲜红色液体吸出,说明有出血,应停止胃肠减压,并及时报告医师。

4. 引流瓶(袋)及引流接管应每天更换1次。

5. 加强口腔护理,预防口腔感染和呼吸道感染,必要时给予蒸汽雾化吸入以保护口咽部黏膜。每天用滴管向插有胃管的鼻孔内滴入数滴液状石蜡,以减轻胃管对鼻黏膜的刺激。

6. 拔管

(1) 指征:术后2~3天,患者腹胀消失,肛门排气,胃肠功能恢复。

(2) 方法:先将胃管与吸引装置分离,将胃管尾端塞紧,解开固定胃管的胶布,用纱布包裹近鼻孔处的胃管,嘱患者在吸气末屏气,先缓慢往外拉出,边拉边将胃管盘绕在手中(戴清洁手套),当胃管头端接近咽喉部时,迅速拔出胃管(以免液体流入气管),防止患者误吸。拔出的胃管弃入医用垃圾袋内,用棉棒蘸汽油擦净胶布痕迹。将患者鼻孔及周围擦净,整理用物,妥善处理胃肠减压装置。

操作2　结肠造口术

结肠造口又称人工肛门,是近端结肠固定于腹壁外而形成的粪便排出通道。

【目的】

使粪便改道。

【适应证】

分永久性和暂时性造口两种。

1. 永久性造口　多用于:①低位直肠癌根治性切除术者;②左半结肠以下的晚期癌肿不能切除者。

2. 暂时性造口　多用于:①肛门、直肠或结肠严重损伤;②急性结肠梗阻,肠胀气严重全身情况差者;③某些结肠良性病变如直肠阴道瘘准备手术时,亦可先做结肠暂时造口术,为其远端肠道休息准备。

【禁忌证】

恶液质体质不能耐受麻醉手术者。

【操作前准备】

1. 心理护理　术前应了解患者对疾病的认识,根据具体情况做好安慰解释工作,告知手术治疗的必要性、手术方式以及结肠造口术的知识,真实而有技巧地回答患者提出的问题,解释治疗过程,使患者更好地配合手术治疗和护理,增强战胜疾病的信心。

2. 一般护理　术前检查心、肺、肝、肾等功能,若伴有高血压、冠心病、糖尿病等应及时处理后方可手术。补充高蛋白、高热量、丰富维生素、易消化的少渣饮食。对贫血,低蛋白血症,水、电解质及酸碱平衡紊乱的患者,应予及时纠正,以提高患者对手术的耐受力。

3. 肠道准备 肠道准备的目的是使肠道内的粪便排空,减少肠道内细菌数量,避免术中污染、术后腹胀和切口感染等。胃肠道准备包括控制饮食、清洁肠道和药物使用3个方面。

(1)控制饮食:术前2~3天进流质饮食;有肠梗阻症状者,应禁食、补液。

(2)清洁肠道:①术前2~3天给口服缓泻剂,番泻叶6g冲水饮或硫酸镁15~20g稀释后口服,1次/天;术前1天晚用1%~2%肥皂水或温盐水清洁灌肠。②术前1天下午口服5%~10%的甘露醇行肠道准备,方法较简便,利用甘露醇的高渗性吸收肠道水分,促进肠蠕动,达到有效腹泻而清洁肠道;但甘露醇在肠道内被细菌酵解,可产生因术中使用电刀而易引起爆炸的气体,应予注意。对于年老体弱,心、肾功能不全者禁用。③全肠道灌洗法:灌洗液为氯化钠、氯化钾、碳酸氢钠配制成的37℃左右等渗平衡电解质液,于手术前12~14小时开始口服,造成容量性腹泻,以达到清洁肠道目的。一般3~4天完成灌洗全过程,灌洗液量不少于6000ml。年老体弱,心、肾等器官功能障碍和肠梗阻者不宜使用。

(3)药物使用:口服抗生素,抑制肠道细菌,如卡那霉素1g,2次/天,甲硝唑0.4g,4次/天。因服用肠道杀菌药,抑制了大肠杆菌的生长,使维生素K的合成及吸收减少,故患者术前应补充维生素K。

4. 其他准备 手术当天晨禁食水,放置胃肠减压管和留置导尿管。女患者如癌肿已侵及阴道后壁,术前3天每晚应行阴道冲洗。

【操作后护理】

1. 观察造口有无异常 造口开放前应外敷凡士林或生理盐水纱布,及时更换敷料。应注意观察有无造口肠段回缩、出血、坏死等情况。若发现造口肠管黏膜颜色变暗、发紫等,应及时通知医师进行处理。

2. 保护腹部切口和肠造口周围皮肤　造口一般于术后 2~3 天肠蠕动恢复后开放,早期粪便稀薄、次数多,为防止造口流出物污染腹部切口敷料,可让患者采取造口侧卧位,并用塑料薄膜将造口与腹壁切口隔开。造口周围皮肤涂以复方氧化锌软膏,可防止造口流出物引起的皮肤红肿、糜烂。

3. 饮食护理　注意饮食卫生,鼓励患者多吃新鲜蔬菜、水果等,避免进食刺激性、产气性或易引起便秘的食物。

4. 排便指导　每次排便后应用中性皂液或 0.5% 氯己定(洗必泰)溶液彻底清洗和消毒造口周围皮肤,并以凡士林纱布覆盖外翻的肠黏膜。注意进食后排便的时间,逐渐养成定时排便的习惯。

5. 正确使用人工肛门袋　选择袋口大小合适的一次性造口袋,并备多个造口袋以便于及时更换。使用过的造口袋可用中性洗涤剂和清水洗净晾干后备用(图 8-2)。

6. 造口术后心理护理　帮助患者正确认识并参与造口的自我护理,使其逐渐适应造口并恢复正常生活,参加适量的运动和社交活动。

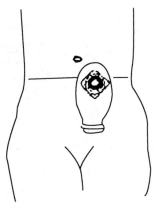

图 8-2　结肠造口佩戴肛袋

7. 造口并发症的观察与护理

(1)造口狭窄:指导患者学会造口扩张的方法,操作时动作要轻柔,避免暴力。如发现造口狭窄、排便困难等应及时去医院检查、处理。

(2)便秘:指导患者调整饮食,患者术后 1 周左右应下床活动,锻炼定时排便习惯。发生便秘时,可将粗导尿管插入造口,深度一般不超过 10cm,应用液状石蜡或肥皂水灌肠,但注意压力不能过大,以防肠道穿孔。

操作3 温水坐浴

【目的】

减轻或消除局部组织充血、水肿、炎症及疼痛,使局部清洁、舒适。

【适应证】

用于会阴、肛门、外生殖器疾患和手术后。

【操作前准备】

1. 物品准备　坐浴椅、消毒坐浴盆、坐浴溶液(常用 1∶5000 高锰酸钾溶液)、水温计、浴巾、无菌纱布、屏风或拉帘,必要时备换药用物(图 8-3)。

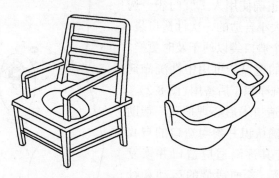

图 8-3　温水坐浴椅、消毒坐浴盆

2. 患者准备　了解热水坐浴的治疗作用及坐浴方法,并积极配合。

3. 环境准备　安静,温湿度适宜,必要时用屏风或拉帘遮挡。

【操作程序】

1. 护士衣帽整洁,携用物至患者床旁,核对并解释坐浴的目的、方法,取得患者合作。

2. 协助患者排便、排尿,洗净双手。

3. 将坐浴溶液倒入盆内至 1/2 满,水温调至 40~45℃,根据医嘱配制药液。

4. 协助患者脱裤至脐部,先用纱布蘸试,使臀部皮肤适应水温后再慢慢坐入浴盆,臀部要完全浸入浴盆内,保持舒适坐姿;腿部用大毛巾遮盖,随时调节水温;添加热水时嘱患者偏离浴盆,防止烫伤。

5. 坐浴时间一般为 15~20 分钟,坐浴结束后用纱布擦干臀部,卧床休息,整理用物,洗手,记录。

【操作后护理】

1. 坐浴过程中,注意患者安全,随时观察患者面色和脉搏,如乏力、头晕等,立即停止坐浴。

2. 如会阴肛门部位有伤口,应备无菌浴盆和溶液,坐浴后按换药法处理伤口。

3. 女患者月经期、妊娠后期、产后 2 周内、阴道出血和盆腔急性炎症均不宜坐浴,以免引起感染。

4. 冬天注意室温和保暖,防止患者受凉。

操作4　T管引流术

【目的】

1. 引流胆汁和减压　防止因胆汁排出受阻导致胆总管内压力增高,胆汁外漏而引起胆汁性腹膜炎。

2. 引流残余结石　使胆道内残余结石,尤其是泥沙样结石通过 T 管排出体外,促进胆道炎症消退。

3. 支撑胆道　防止胆总管切口处瘢痕狭窄、管腔变小、粘连狭窄等。

4. 可经 T 管溶石或造影。

【适应证】

胆总管探查或切开取石术后常规放置 T 形管引流。

【操作前准备】

1. 禁食或胃肠减压 禁食期间应积极补充体液、电解质和足够的热量等,以维持患者水、电解质、酸碱平衡和良好营养状态。慢性或非手术治疗病情稳定者,给予低脂肪、低蛋白、高热量、高维生素易消化饮食。体温升高者给予降温处理。

2. 病情观察 胆道疾病多为急、重症,病情变化快,应动态观察患者生命体征,循环血容量,心、肺功能状态变化;定时检查血清学等各项化验指标变化。若出现腹痛加重、腹痛范围扩大等,应考虑病情加重,并及时报告医师,并积极配合处理。

3. 防治休克 建立两条以上有效静脉通路,有条件是应放置中心静脉导管;快速给予补液,恢复有效循环血容量;留置尿管;准确记录 24 小时出入量,保持水、电解质和酸碱平衡。

4. 疼痛护理 根据疼痛的部位、性质、程度、诱因,采取积极护理措施以使其缓解。先给予解痉剂扩张胆管,使胆汁得以引流减轻梗阻;抑制胆道收缩,降低胆道内压力,可达到缓解疼痛的目的。明确诊断和治疗方案后或术前给予止痛剂。

5. 防治感染 胆道系统致病菌主要为肠道细菌,以大肠杆菌和厌氧菌为主;故选用 2~3 种有效抗生素,遵医嘱联合应用。

6. 完善术前各项准备 留置胃肠减压,配血等。需手术治疗的非急诊患者,应行常规术前准备。

7. 心理护理 根据患者及其家属不同的文化层次和病情,耐心倾听患者及其家属的诉说,根据具体情况给予安慰和解释,说明治疗方法的目的、意义、疾病的转归、手术的重要性和必要性,使患者及其家属消除顾虑,能够积极配合治疗和护理。

【操作后护理】

1. 妥善固定 T 管接床边无菌瓶后,即应检查在皮肤外固定情况。T管除由缝线结扎固定于腹壁外,一般还应在皮肤上加胶布固定。连接管长短适宜,过短将因翻身、起床活动时牵拉而脱落;过长易扭曲、受压。

2. 保持引流通畅　病情允许时鼓励患者下床,活动时引流袋可悬吊于衣服上,位置应低于腹壁引流口高度,防止胆汁逆流引起感染。注意检查T管是否通畅,避免引流管受压、折叠、扭曲、阻塞,应经常向远端挤捏。如有阻塞,应用无菌生理盐水缓慢冲洗,不可用力推注。

3. 保持清洁　连接管与引流瓶每天更换,瓶口必须使用无菌纱布覆盖,最好使用一次性密封引流袋。

4. 观察记录胆汁量及性状　注意观察胆汁颜色、性状,有无鲜血、结石及沉淀物。正常胆汁呈深绿色或棕褐色,较清晰,无沉淀物。颜色过淡或过于稀薄,说明肝功能不佳;混浊表示有感染;有泥沙样沉淀物,说明有残余结石。胆汁引流量一般每日300~700ml,量少可能因T管阻塞或肝功能衰竭所致,量过多应考虑胆总管下端不通畅。

5. 观察患者全身情况　如患者体温下降,大便颜色加深,黄疸消退,说明胆道炎症消退,胆汁能顺利进入肠道;否则表示胆管下端尚不通畅。如有发热和腹痛,出现腹膜刺激征,应考虑胆汁渗漏致胆汁性腹膜炎的可能,及时联系医生处理。

6. 拔管　T管一般放置2周左右,如无特殊情况可以拔管。拔管前必须先试行夹管1~2天,夹管期间注意患者有无腹痛、发热、黄疸等表现。若有以上现象,表示胆总管下端仍有阻塞,暂时不能拔管,应开放T管继续引流。若观察无异常,可拔管。必要时可在拔管前行T管造影,以了解胆管内情况。拔管后引流口有少量胆汁流出,为暂时现象,可用无菌纱布覆盖,数天后即可愈合。

7. 拔管后护理　仍需注意观察饮食情况;有无腹膜炎、急性胆管炎表现。

项目三 护资考场自测

A2 型题

1. 男,50 岁,急性腹膜炎行腹腔引流术后 5 天,患者出现下腹部坠胀感,排便次数增多,黏液便,伴尿频、尿急、排尿困难等症状,考虑并发( )

  A. 急性肠炎　　　　B. 膀胱炎　　　　C. 膈下脓肿

  D. 盆腔脓肿　　　　E. 肠袢间脓肿

2. 男,20 岁,因车祸撞伤右上腹部,表现有腹腔内出血症状,同时,伴有明显的腹膜刺激征,应首先考虑是( )

  A. 脾破裂　　　　B. 肝破裂　　　　C. 肾破裂

  D. 胃破裂　　　　E. 胆囊破裂

3. 男,30 岁,5 天前被汽车撞伤左上腹,当时腹痛伴局部压痛。今日上厕所时突然昏倒,面色苍白,脉细速,可能是( )

  A. 肝破裂　　　　B. 脾破裂　　　　C. 胆囊穿孔

  D. 肾破裂　　　　E. 肠穿孔

4. 周某,男,上腹撞伤后,局部疼痛第 5 天,咳嗽后出现剧烈腹痛、面色苍白、出冷汗、脉搏细速,首先考虑是( )

  A. 胃破裂　　　　B. 十二指肠破裂　　　C. 小肠破裂

  D. 肝破裂　　　　E. 胰腺损伤

5. 女,50 岁,急性胃穿孔腹膜炎手术修补后 7 天。患者突然表现出寒战、发热、出汗等全身中毒症状,伴有上腹痛、呃逆以及季肋部压痛、叩击痛等,在观察期应考虑是( )

  A. 肠袢间脓肿　　　　B. 盆腔脓肿　　　　C. 膈下脓肿

  D. 脓血症　　　　E. 败血症

6. 王先生,52 岁,直肠癌术后,人工肛门的护理下列哪项不妥( )

A. 左侧卧位   B. 术后 1 天开放造瘘口

C. 保护造瘘口周围皮肤   D. 造瘘口覆盖凡士林纱布

E. 教会患者使用人工肛门袋

7. 刘女士,38 岁,行痔切除术后 1 周,其换药顺序是(   )

A. 坐浴 - 换药 - 排便   B. 排便 - 坐浴 - 换药

C. 排便 - 换药 - 坐浴   D. 换药 - 排便 - 坐浴

E. 不必严格遵照顺序

8. 刘女士,52 岁,早期直肠癌患者,行直肠癌根治术(Miles 手术),术后患者拒绝见人,其护理诊断是(   )

A. 自我形象紊乱   B. 绝望   C. 悲哀

D. 焦虑   E. 不合作

9. 李先生,42 岁,直肠癌根治术后,人工肛门开放初期,患者宜采取的体位是(   )

A. 左侧卧位   B. 右侧卧位   C. 平卧位

D. 俯卧位   E. 仰卧中凹位

10. 王先生,34 岁,痔切除术后,进行温水坐浴。关于温水坐浴的作用,下列哪项错误(   )

A. 能增进局部血运   B. 促进炎症吸收

C. 缓解肛门括约肌痉挛   D. 清洁作用

E. 有止血作用

11. 梁女士,28 岁,排便时肛门滴血,有痔核脱出,便后自行回纳,属哪一种痔(   )

A. 一期内痔   B. 二期内痔   C. 三期内痔

D. 嵌顿性内痔   E. 血栓性外痔

12. 胡先生,34 岁,痔切除术后第 1 天,应密切观察(   )

A. 伤口出血   B. 排便情况   C. 排尿情况

D. 肛门疼痛   E. 肠蠕动恢复

13. 吴先生,29 岁,因长期便秘导致内痔,以下措施与预防便秘无关的是(   )

A. 每天坚持适当活动　　　　B. 多饮水、多吃蔬菜

C. 忌酒和辛辣食物　　　　　D. 养成每天定时排便习惯

E. 坚持每晚肛门坐浴

14. 王先生,31 岁,因急性阑尾炎穿孔、腹膜炎,手术后第 3 天体温升高达到 39℃,伴排便次数增多,里急后重,黏液便,伤口不痛,无咳嗽,考虑哪项可能性最大(　　　)

A. 切口感染　　　B. 菌痢　　　　　C. 肠炎

D. 盆腔脓肿　　　E. 肺炎、肺不张

15. 李先生,72 岁,1 个月来粪便带血,消瘦,拟行直肠镜检查,应采用的卧位是(　　　)

A. 膝胸卧位　　　B. 左侧卧位　　　C. 截石位

D. 蹲位　　　　　E. 平卧位

16. 梁先生,60 岁,结肠癌肠切除手术后 7 天未排便,下列哪项措施错误(　　　)

A. 肥皂水灌肠　　　　　　　B. 甘油栓剂通便

C. 鼓励起床活动　　　　　　D. 增加饮水

E. 暂可不予处理

17. 马先生,24 岁,胃穿孔并发弥漫性腹膜炎手术后 6 天,出现发热、寒战、右上腹疼痛,伴有呃逆,首先考虑(　　　)

A. 膈下脓肿　　　B. 切口感染　　　C. 门静脉炎

D. 肝脓肿　　　　E. 肠粘连

18. 张先生,54 岁,外伤性肠穿孔修补术后 2 天,肠蠕动未恢复,腹胀明显,护理中哪项最重要(　　　)

A. 半卧位　　　　B. 禁食、输液　　　C. 胃肠减压

D. 肛管排气　　　E. 针刺穴位

19. 在开展社区护理时,白女士诉其患内痔多年,经常便秘。护士对她的健康指导中,不妥的措施是(　　　)

A. 鼓励多喝水　　　　　　　B. 多食水果蔬菜

C. 坚持每天定时排便　　　　D. 每天服用泻药

E. 坚持适当体育活动

20. 李先生,36 岁,排便时肛门滴出鲜血,不痛。应考虑是（　　）

A. 血栓性外痔　　　B. 第一期内痔　　　C. 第二期内痔

D. 混合痔　　　　　E. 肛裂

21. 章先生,48 岁,近 3 个月来排便次数增多,每天 3~4 次,黏液脓血便,有里急后重感。首选的检查方法是（　　）

A. B 超　　　　　　　　　B. X 线钡剂灌肠

C. 直肠指检　　　　　　　D. 纤维结肠镜

E. 血清癌胚抗原

22. 李先生,70 岁,有冠心病史。疑患直肠癌,准备行直肠指检,采用何种体位为宜（　　）

A. 仰卧位　　　　B. 蹲位　　　　　C. 侧卧位

D. 截石位　　　　E. 俯卧位

23. 刘先生,58 岁,患结肠癌,拟行左肠癌根治术。开始服用肠道消炎药的时间是（　　）

A. 术前 1 天　　　B. 术前 2 天　　　C. 术前 3 天

D. 术前 4 天　　　E. 术前 5 天

24. 王先生,61 岁,拟行直肠癌根治和永久性结肠造口术,术前常规准备错误的是（　　）

A. 做好心理护理

B. 术日晨留置导尿管

C. 术前 1 天流质饮食,术日晨禁饮食

D. 术前 1 天晚及术日晨清洁灌肠

E. 术前 3 天口服新霉素

A3/A4 型题

(1~3 题共用题干)

吴先生,70 岁,较长时间排便干燥,近 2 周来,排便时疼痛

伴出血,经检查,肛管皮肤全层裂开,形成溃疡,诊断为肛裂。采用坐浴等非手术治疗。

1. 该患者做直肠肛管检查时最合适的体位是( )

A. 蹲位 　　　 B. 左侧卧位 　　　 C. 右侧卧位

D. 膝胸位 　　　 E. 截石位

2. 该患者肛门坐浴的水温应为( )

A. 20~26℃ 　　　 B. 30~36℃ 　　　 C. 40~46℃

D. 50~56℃ 　　　 E. 60~66℃

3. 上述患者的有关处理哪项不妥( )

A. 避免辛辣食物 　 B. 多吃水果 　　　 C. 服缓泻剂

D. 避免肛门指检 　 E. 外用消炎软膏

(4~6题共用题干)

叶先生,46岁,胃溃疡穿孔,在全麻下行毕Ⅰ式胃大部切除、腹腔引流术。术后返回病室,患者已清醒,生命体征稳定,切口敷料干燥,胃肠减压吸出暗红色血性液体50ml。

4. 全麻已完全清醒的依据是( )

A. 睫毛反射恢复 　　　　 B. 呼之能睁眼看人

C. 能正确回答问题 　　　 D. 四肢有主动活动

E. 针刺有痛苦表情

5. 该患者术后拔除胃管的指征是( )

A. 术后 2~3 天 　　　　 B. 生命体征平稳

C. 无腹胀 　　　　　　　 D. 肛门排气

E. 有饥饿感

6. 该患者术后容易发生的并发症是( )

A. 胃肠吻合口出血 　　　 B. 十二指肠残端瘘

C. 输入段肠袢梗阻 　　　 D. 输出段肠袢梗阻

E. 倾倒综合征

(7~10题共用题干)

王先生,35岁,在全麻下行胆总管切开取石、T管引流术,

174

腹腔放置引流管。手术后返回病房,患者神志清楚。体检示:脉搏 96 次 / 分,血压 126/70mmHg,腹腔引流液 100ml。回病房 1 小时后腹腔引流液为 210ml,呈血性;脉搏 110 次 / 分,血压 105/65mmHg,唇稍干燥。

7. 对患者应重点观察下列哪项指标的变化(　　)

A. 呼吸频率　　　　　　　　B. 补液速度

C. T 管引流量　　　　　　　D. 腹腔引流量和色

E. 患者体温

8. 根据该患者的情况,应考虑为(　　)

A. 胆瘘　　　　B. 腹腔内出血　　　C. 胆道出血

D. 呼吸困难　　E. 消化道出血

9. 此时应采取哪项护理措施(　　)

A. 记录引流量和色　　　　　B. 立即报告医生

C. 监测体温变化　　　　　　D. 观察呼吸变化

E. 妥善固定引流管

10. 目前该患者最主要的护理问题是(　　)

A. 体液不足　　B. 体液过多　　　C. 疼痛

D. 活动无耐力　E. 焦虑

参考答案

A2 型题

1. D　2. B　3. B　4. D　5. C　6. B　7. B　8. A

9. A　10. E　11. B　12. A　13. E　14. D　15. B　16. A

17. A　18. C　19. D　20. B　21. C　22. C　23. C　24. C

A3/A4 型题

1. B　2. C　3. C　4. C　5. D　6. A　7. D　8. B

9. B　10. A

(张燕京)

第九章

周围血管疾病护理实践

项目一 典型案例分析

案例1 下肢静脉曲张患者的护理

> 赵女士,40岁,教师,右下肢静脉纡曲扩张15年,长期站立有酸胀感,近2年右足靴区颜色加深,肿胀,大隐静脉瓣膜功能试验(+),深静脉通畅试验(-)。诊断为大隐静脉曲张。

请讨论:

1. 目前该患者主要存在的护理问题是什么?

2. 应采取哪些护理措施?

分析:

1. 主要存在的护理问题

(1)活动无耐力:与下肢静脉曲张致血液淤滞、血流缓慢、血氧含量低,组织营养不良有关。

(2)皮肤完整性受损:与局部皮肤营养障碍和并发皮炎、溃疡有关。

(3)潜在并发症:慢性溃疡、血栓性静脉炎、深静脉血栓。

(4)疼痛:与组织灌注不足静脉回流障碍有关。

(5)自理缺陷:与四肢血管疾病造成的剧烈疼痛、患肢溃疡、坏疽或患肢肿胀等原因,完全或部分地影响生活有关。

2. 护理措施

（1）一般护理

1）抬高患肢，适当休息，避免久站久坐，促进静脉回流，减少血液淤滞。

2）指导患者下床活动时绑扎弹力绷带或穿弹力袜。操作时应注意：①先抬高患肢，排空淤血的静脉；②从远心端向近心端螺旋式缠绕绷带；③松紧合适，以缠绕圈内能伸入一个手指为宜；④注意观察肢端皮肤颜色、温度及有无肿胀；⑤弹力绷带或弹力袜应坚持使用；⑥足浴和足部的按摩可有效地消除腿部疲劳和压迫感，改善静脉循环。

3）有计划、循序渐进地进行平地行走锻炼，增加肌肉的活动能力，促进侧支循环的建立改善静脉回流。

4）注意保暖：衣裤及鞋袜要宽松、柔软。

5）避免搔抓和用力擦洗患肢。已出现水疱、溃疡或坏疽者，应保持局部清洁，积极治疗。

（2）硬化剂注射疗法的护理：配合医生完成硬化剂注射的准备和操作配合，注射局部用无菌敷料覆盖，观察有无红、肿、痛等感染征象，注射后加用弹力绷带包扎 4~6 周。

（3）手术疗法的护理

1）术前护理：除做好常规术前准备外，应特别注意：

①适当卧床，抬高患肢，促进静脉回流，减轻水肿，有利于术后切口愈合。

②淋浴，修剪趾甲，清洗肛门和会阴部。若术中需植皮，应做好供皮区皮肤准备。

③并发小腿慢性溃疡者，应加强换药，局部包覆无菌敷料，避免渗液污染周围皮肤。术前 2~3 天用 70% 乙醇擦拭周围皮肤，每天 1~2 次，以保持皮肤清洁。

2）术后护理

①一般护理：抬高患肢 20°~30°，以利静脉回流。术后 24~

48 小时若无异常情况,即应鼓励患者下床行走,以减少深静脉血栓的形成。观察伤口有无出血及感染、足背有无水肿及绷带包扎松紧是否合适,弹力绷带加压包扎或穿弹力袜维持 2~3 周。

②并发症的护理:术后常见并发症有局部出血、感染和下肢深静脉血栓形成等,应尽早发现,及时报告医生,协助处理。伤口敷料被鲜血渗湿,首先应加压包扎或沙袋压迫止血,必要时手术止血。患肢出现明显肿胀、疼痛应高度怀疑下肢深静脉血栓形成,严禁按摩和压迫患肢,以防止栓塞发生。

③给予高维生素 B、C 和高蛋白质的饮食,促进伤口愈合。

案例 2 血栓闭塞性脉管炎患者的护理

张先生,35 岁,稍长距离步行后感右小腿疼痛,肌肉抽搐而跛行,稍休息后症状消失,平时感右足发凉,怕冷,有麻木感。右足背动脉搏动减弱。考虑为血栓闭塞性脉管炎(局部缺血期)。

请讨论:

1. 目前该患者主要存在的护理问题是什么?

2. 应采取哪些护理措施?

分析:

1. 主要存在的护理问题

(1)疼痛:与患肢缺血、组织坏死有关。

(2)皮肤完整性受损:与患肢远端供血不足、组织缺血缺氧有关。

(3)活动无耐力:与患肢供血不足有关。

(4)焦虑、悲观:与患肢剧烈疼痛、久治不愈、肢体残疾有关。

(5)潜在并发症:慢性溃疡、感染、坏疽。

2. 护理措施

（1）鼓励患者适当活动：促进动脉血液循环和增加新陈代谢，并促进侧支循环建立，防止肌肉萎缩和恢复肢体生理功能。

（2）行走锻炼：以患者不感到劳累为原则。但不适用于溃疡或坏疽的情况，因为运动会增加组织的代谢，需要更多的含氧血而加重症状。

（3）指导饮食：鼓励患者多食蔬菜、水果；在坏死期患者应给予高营养及丰富的蛋白质和维生素的补充。尽量减少脂肪的摄入，少食动物性脂肪，禁食生冷、辛辣等刺激性食物。鼓励多摄取水分，降低血液的黏滞性，防止血栓形成。

（4）保护患肢，减少刺激，防治感染

1）保持患肢清洁、干燥，及时治疗足癣。严禁吸烟，防止患肢受冷、受潮和外伤。患者的鞋、袜要宽大暖和，冬季穿毛线袜或棉袜套予以御寒，切忌穿紧、硬的鞋，影响血液循环；棉被不宜过重，要柔软，避免患肢受压，加重缺血、疼痛；忌穿胶鞋、塑料鞋等，以防足潮湿而产生脚癣感染，诱发坏疽发生。

2）患肢做布格（Buerger）运动，以促进侧支循环的建立。协助患者经常活动肢体，改变体位，按摩受压处，以防止关节挛缩和褥疮发生。

3）患肢适当保暖，但不宜热敷或热疗，以免组织需氧量增加，加重组织缺氧、坏死。

4）创面加强换药，遵医嘱应用抗生素防治感染。已有坏疽的部位予 75% 乙醇消毒包扎，已有感染者选用抗生素溶液湿敷。

5）患肢无创面者，可用温水或洗剂清洗。已有坏疽、破溃者应保持干燥，忌用水洗。

（5）疼痛护理

1）遵医嘱应用血管舒张药。

2）观察疼痛的性质，遵医嘱应用止痛剂，注意应用止痛剂后的效果，教育患者不要滥用止痛剂。

3）应用硬膜外腔阻滞麻醉止痛者推药时注意无菌操作,严格掌握麻药剂量并记录,观察推药后反应,观察病情变化,做好记录,备好急救药品和器材。

4）告知患者戒烟,并避免对患肢的刺激。

项目二　护理技术操作详解

操作1　弹力袜和弹力绷带使用

下肢静脉曲张是因静脉回流障碍,引起的下肢浅静脉扩张、纡曲的一种血管性疾病。多发生于大隐静脉,其次是小隐静脉,也可以两者并发,青壮年居多。病变的浅静脉表现为伸长、扩张和蜿蜒屈曲,多发生于持久从事站立工作和体力劳动的人群。弹力绷带和弹力袜是以外部的压力抵消各种原因所致的静脉压力增高,防止深静脉血液经交通支逆流入浅静脉,促进静脉血液回流。

【目的】

1. 控制和延缓病情的发展。

2. 改善局部皮肤营养不良,减轻局部水肿,促进伤口愈合。

3. 预防溃疡形成或促进溃疡愈合。

【适应证】

1. 所有的下肢水肿而不能以主动治疗为终末治疗者。

2. 栓塞后水肿或由于深部支干血管功能不全,使血液循环受阻,因而导致的水肿。

3. 消除由静脉曲张、下肢静脉血液回流障碍引起的肿胀、酸痛,使变黑硬化的皮肤逐渐转好,溃疡皮肤愈合。使曲张程度转轻的纡曲静脉恢复原状。

4. 慢性静脉功能不全。原发性静脉曲张以及栓塞后综合征是一种临床进展中的静脉曲张,需要预防而穿着弹力袜。

5. 大隐或小隐静脉剥脱术后。压力可促其愈合,增加静脉的通畅性,预防术后踝部血栓形成。

6. 长期卧床患者、妇女生产后,消除妊娠晚期孕妇的下肢静脉曲张和深静脉血栓形成。

7. 对长时间站立、坐位、重体力劳动者可减轻下肢酸胀不适预防下肢静脉曲张。

【禁忌证】

1. 动脉血液循环功能严重障碍者(有动脉外围病者)。

2. 心功能不全糖尿病患者。

3. 皮肤疾患。皮下组织炎症急性期,如脓肿、疖、丹毒,在压力作用下可引起剧痛。湿疹、霉菌感染、静脉溃疡,应在完全治愈后使用。

一、弹力绷带的使用

1. 包扎方法

(1)下肢静脉曲张行硬化治疗者应从踝部向上对局部做均匀螺旋式包扎 3~6 周。

(2)大隐静脉剥脱术后的患者,应从足趾至腹股沟部位均匀缠绕包扎 1 个月以上。

2. 注意事项

(1)宽度和松紧度应适宜,松紧度以能将一个手指伸入缠绕的圈内为宜。

(2)包扎前应使抬高伤肢,排空淤血的静脉,故以清晨起床前进行包扎为好。

(3)包扎时应从肢体远端开始,逐渐向近心端缠绕。

(4)包扎后应注意观察肢端的皮肤色泽、患肢肿胀情况,以判断效果。

(5)解除弹力绷带后,至少需穿弹力袜 4 周。

(6)非手术治疗的下肢静脉曲张患者应长期坚持每天使用

弹力绷带包扎患肢。

二、弹力袜的使用

1. 最佳时间是在早上起床之时,因为此时腿部血管系统处于启动最大功能的状态,肿胀还没有发生。

2. 穿着方法

（1）一手伸进袜筒,捏住袜头内 2 寸的部位,另一手把袜筒翻至袜跟。

（2）把绝大部分袜筒翻过来、展顺,以便脚能轻松地伸进袜头。

（3）两手拇指撑在袜内侧,四指抓住袜身,把脚伸入袜内,两手拇指向外撑紧袜子,四指与拇指协调把袜子拉向踝部,并把袜跟置于正确的位置。

（4）把袜子腿部循序往回翻并向上拉,穿好后将袜子贴身拂平。

（5）弹力袜的选择必须合乎患者腿部周径,在腿部肿胀消退之后卧床测量踝部和小腿的周径和膝下 3cm 或腹股沟下 3cm 至足底的长度。穿着时应无皱褶。短袜应在膝下 3cm,长袜应在腹股沟下 3cm。

操作 2　Buerger 运动

布格（Buerger）运动是一套改善足部血液微循环的运动方法,可有效防止糖尿病足的发生,也可起到锻炼踝关节的作用。

【目的】

1. 解除血管痉挛,减轻患肢疼痛。

2. 改善下肢血液供血不足,促进侧支循环建立。

3. 锻炼踝关节,减轻关节僵硬,恢复关节功能。

【适应证】血管闭塞性脉管炎下肢循环障碍的康复期、老年人、脑血管病后行动不便者及糖尿病足的患者。

【操作程序】

1. 平卧抬高下肢　患肢抬高 45°,维持 1~2 分钟;或两腿上举 30°~60°,置于棉被上 2 分钟(图 9-1)。

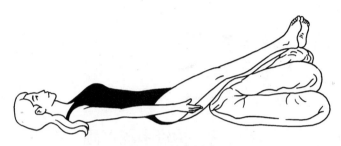

图 9-1　抬高下肢

2. 坐于床边　双足下垂 4~5 分钟,并做足部旋转、伸屈运动 10 次(图 9-2)。

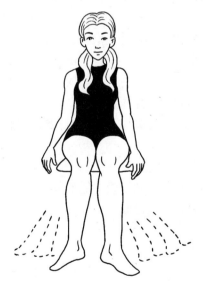

图 9-2　双足下垂

3. 平躺休息 将患肢平放休息 2 分钟。每次重复练习 5 回,每日练习数次。如此反复 5 次,每天至少 3~4 次,改善下肢循环及肌肉强度(图 9-3)。

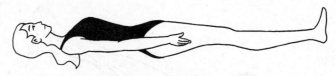

图 9-3 平躺休息

项目三 护资考场自测

A2 型题

1. 刘先生,56 岁,患右下肢静脉曲张 20 年,在门诊行大隐静脉高位结扎,加小腿静脉分段结扎。术后 2 小时,起立行走时,小腿处伤口突然出血不止,紧急处理应( )

A. 指压止血   B. 用止血带

C. 螺旋包扎   D. 钳夹结扎

E. 平卧,抬高患肢,加压包扎

2. 赵女士,42 岁,教师,左下肢静脉蜿蜒纡曲 10 年,长期站立有酸胀感,可能是( )

A. 单纯性下肢静脉曲张

B. 原发性下肢深静脉瓣膜功能不全

C. 下肢深静脉血栓形成

D. 动静脉瘘

E. 血栓性浅静脉炎

3. 陈先生,56 岁,患冠心病多年,3 小时前突然出现双下肢剧烈疼痛,行走困难,局部皮肤苍白,查双下肢股动脉搏动消失,双股以下皮温低,肌力 4 级,诊断为( )

A. 血栓闭塞性脉管炎　　　B. 髂股动脉栓塞

C. 动脉硬化性闭塞症　　　D. 糖尿病性动脉闭塞

E. 大动脉炎

4. 李女士,28 岁,足月顺产后 2 周开始下床活动,自觉左下肢痛,肿胀,左下肢皮肤略发绀,皮温高,表浅静脉曲张,沿左股静脉走行区有明显压痛,应考虑(　　　)

A. 血栓性股静脉炎

B. 血栓性大隐静脉炎

C. 局限性股深静脉血栓形成

D. 左侧髂股静脉血栓形成

E. 以上均不对

5. 刘先生,30 岁,有吸烟史,近日右侧下肢突发红肿,疼痛,偶有间隙性跛行,可发生于什么疾病(　　　)

A. Raynaud 病　　　　　B. Takayasu 病

C. Raynaud 综合征　　　D. Buerger 病

E. 大隐静脉曲张

6. 王先生,58 岁,因右下肢剧烈疼痛、麻木、发凉、苍白 6 小时就诊,既往有多年房颤病史,最可能的诊断是(　　　)

A. 血管闭塞性脉管炎　　　B. 动脉硬化性闭塞症

C. 动脉栓塞　　　　　　　D. 雷诺氏病

E. 深静脉血栓形成

7. 马先生,60 岁,患血栓闭塞性脉管炎 10 余年,该患者的护理措施是(　　　)

A. 患肢局部加温保暖

B. 要求患者绝对戒烟

C. 尽量减少止痛剂的应用

D. 休息时抬高患肢,缓解疼痛

E. 指导晚期患者做伯尔格运动

8. 田女士,49 岁,行下肢静脉曲张剥脱术后护理,下列哪项

是正确的( )

    A. 卧床休息 1 天   B. 患肢制动

    C. 只允许床上活动   D. 早期下床活动

    E. 1 周后方可行走

    9. 吴先生,55 岁,住院行大隐静脉高位结扎、曲张静脉剥脱术,术后的护理,哪一项是错误的( )

    A. 抬高患肢   B. 卧床 1 周

    C. 患肢加压包扎   D. 保持敷料清洁

    E. 术后 12 天拆线

    10. 李女士,36 岁,患原发性下肢静脉曲张,其典型表现为( )

    A. 久立后有酸胀感

    B. 足背部水肿、色素沉着

    C. 皮肤脱屑、瘙痒

    D. 游走性浅静脉炎

    E. 下肢浅静脉曲张、蜿蜒扩张、纡曲

    11. 马先生,57 岁,有吸烟史,患血栓闭塞性脉管炎多年,请问常见的病变部位是( )

    A. 上肢的动脉

    B. 上肢的静脉

    C. 下肢的大动脉

    D. 下肢的中小动静脉,以动脉为主

    E. 下肢的中小动静脉,以静脉为主

    12. 刘先生,患血栓闭塞性脉管炎多年,平卧时患肢抬高 70°~80°,持续 60 秒,若出现麻木、疼痛、苍白或蜡黄色者,提示( )

    A. Pratt 试验阳性

    B. Buerger 试验阳性

    C. Trendelenburg 试验阳性

D. Perthes 试验阳性

E. 腰交感神经阻滞试验阳性

13. 李女士,深静脉血栓形成的患者,急性期应绝对卧床休息 8~14 天,床上活动时避免动作幅度过大,禁止按摩患肢,目的是(　　)

A. 防止血栓脱落　　　　　　　B. 预防出血

C. 促进静脉回流　　　　　　　D. 缓解疼痛

E. 防止再次血栓形成

14. 王先生,深静脉血栓形成的患者,抗凝治疗期间最严重的并发症是(　　)

A. 动脉痉挛

B. 继发性深静脉瓣膜功能不全

C. 出血

D. 血栓与静脉壁粘连并逐渐机化

E. 形成再通静脉

15. 陈先生,57 岁,患下肢静脉曲张,现给患者做如下试验,即待下肢静脉曲张明显后,在大腿中部扎上一止血带,嘱患者做下蹲起立动作 10 余次,如曲张静脉的充盈度明显减退,表示(　　)

A. 交通支瓣膜功能不全　　　　B. 交通支瓣膜功能正常

C. 大隐静脉瓣膜功能不全　　　D. 下肢深静脉通畅良好

E. 小隐静脉瓣膜功能不全

16. 王女士,患大隐静脉曲张,患者在下列哪种情况下,不可进行手术治疗(　　)

A. 小腿慢性溃疡　　　　　　　B. 患肢皮肤湿疹

C. 患肢深静脉回流不佳　　　　D. 大隐静脉瓣膜功能不全

E. 交通支瓣膜功能不全

17. 李女士,52 岁,患下肢静脉曲张 20 余年,最有可能发生的主要并发症是(　　)

A. 深静脉血栓形成 B. 深静脉瓣功能不全

C. 小腿溃疡 D. 小腿丹毒

E. 足部溃疡

18. 王先生,患血栓闭塞性脉管炎,其早期的典型症状是( )

A. 肢端发绀,发凉 B. 间歇性跛行 C. 肢端干性坏疽

D. 下肢肌肉萎缩 E. 持续性疼痛

19. 陈先生,患血栓闭塞性脉管炎多年,对其护理中,下列哪项不正确( )

A. 止痛,禁烟 B. 指导抬腿运动

C. 患肢用热水袋加温 D. 保持患肢干燥

E. 测皮温、观察疗效

20. 田女士,患下肢静脉曲张,其形成的原因是( )

A. 先天性静脉壁薄弱或缺陷 B. 心脏功能不全

C. 下肢肌肉收缩减弱 D. 皮下脂肪减少

E. 胸腔内负压作用减低

A3/A4 型题

(1~4 题共用题干)

李先生,28 岁。主诉左足发凉疼痛,间歇性跛行 10 个月,左小趾溃疡 1 个月。从 1 个月开始左足跟疼痛,随之足趾前半部和足趾亦觉疼痛,后又出现步行后小腿肚胀疼,休息后减轻,呈间歇性跛行已 10 个月余。病情日重,患者为翻砂工人,长期受潮湿寒冷,嗜烟 10 余年。

1. 间歇性跛行常见于( )

A. 血栓闭塞性脉管炎

B. 下肢外伤恢复期

C. 下肢静脉曲张早期

D. 急性下肢深静脉血栓形成

E. 血栓性静脉炎

2. 血栓闭塞性脉管炎常见的病变部位是（　　　）

A. 上肢的动脉

B. 上肢的静脉

C. 下肢的大动脉

D. 下肢的中小动静脉,以动脉为主

E. 下肢的中小动静脉,以静脉为主

3. 以下不符合肢体血运障碍的临床表现是（　　　）

A. 动脉搏动减弱　　B. 指尖苍白　　　　C. 肢体肿胀

D. 局部麻木刺痛　　E. 指尖温度升高

4. 血栓闭塞性脉管炎Ⅱ期的典型表现是（　　　）

A. 静息痛　　　　　　　　B. 间歇性跛行

C. 足背动脉搏动减弱　　　D. 患肢麻木发凉

E. 足趾溃疡坏死

（5~10题共用题干）

刘女士,56岁,右下肢静脉纡曲扩张20年,伴下肢酸胀,水肿,活动抬高减轻,近2年右侧足靴区皮肤发红,时有瘙痒,逐渐加重,查右下肢大腿内侧,小腿后纡曲扩张之静脉团,足靴区色素沉着,皮肤变厚。

5. 对该患者进行护理时哪项是错误的（　　　）

A. 抬高患肢

B. 使用弹力绷带

C. 术后鼓励早期下床活动

D. 不能做足背伸屈运动

E. 注意观察有无局部出血、感染

6. 该患者可能发生的最严重并发症是（　　　）

A. 右小腿溃疡　　B. 血栓性浅静脉炎　　C. 右下肢坏死

D. 溃疡破裂出血　　E. 右踝关节强直

7. 导致下肢静脉曲张的主要病因是（　　　）

A. 原发性深静脉瓣膜关闭不全

B. 深静脉血栓形成

C. 动静脉瘘

D. 下肢运动减少

E. 静脉壁软弱、静脉瓣膜缺陷以及浅静脉内压力持续升高

8. 决定下肢静脉曲张能否手术治疗的主要检查是（　　　）

A. Perthes 试验　　　　　　　B. Trendelcnburg 试验

C. Buerger 试验　　　　　　　D. 腰交感神经阻滞试验

E. Pratt 试验

9. 患者在下列哪种情况下,不可进行手术治疗（　　　）

A. 小腿慢性溃疡　　　　　　　B. 患肢皮肤湿疹

C. 患肢深静脉回流不佳　　　　D. 大隐静脉瓣膜功能不全

E. 交通支瓣膜功能不全

10. 对下肢静脉曲张患者伴小腿溃疡者正确的处理方法是
（　　　）

A. 先手术后治疗溃疡　　　　　B. 必须待溃疡治愈后再手术

C. 溃疡面植皮　　　　　　　　D. 先换药,炎症消退后再手术

E. 结扎大隐静脉同时植皮

参考答案

A2 型题

1. E　2. A　3. B　4. D　5. D　6. C　7. B　8. D
9. B　10. E　11. D　12. B　13. A　14. C　15. D　16. C
17. C　18. B　19. C　20. A

A3/A4 型题

1. A　2. D　3. E　4. A　5. D　6. D　7. E　8. A
9. C　10. E

（刘　颖）

第十章
泌尿系统疾病护理实践

项目一　典型案例分析

案例 1　泌尿系统结石患者的护理

王女士,22 岁,突然发生右上腹阵发性绞痛,伴有恶心、呕吐,大汗淋漓,疼痛向会阴和大腿内侧放射,无发热。体检:腹平软,无反跳痛和肌紧张,右肋脊角叩击痛。尿液镜检红细胞 10~15 个 /HP。既往有类似发作史。B 超显示:右肾有一个 0.6cm×0.4cm 的密度较高阴影,确诊为右肾结石。

请讨论:

1. 目前该患者主要存在的护理问题是什么?

2. 应采取哪些护理措施?

分析:

1. 主要存在的护理问题

(1)疼痛:与尿路梗阻、感染及结石移动有关。

(2)排尿异常:与尿路梗阻、感染有关。

(3)焦虑:与疼痛、排尿困难及担心疗效、复发有关。

(4)潜在并发症:出血、感染、尿潴留、肾积水、肾功不全等。

(5)知识缺乏:缺乏有关结石的防治知识。

2. 护理措施

(1)非手术治疗的护理

1) 疼痛剧烈的患者,安置舒适的体位,适当卧床休息,遵医嘱给予解痉止痛药物如阿托品、哌替啶等,也可以配合针刺止痛,指导进行深呼吸或局部热敷减轻疼痛。

2) 嘱咐患者多饮水,保证每天饮水量 3000ml 以上,维持每天尿量在 2000~3000ml。大量饮水可对泌尿道有冲刷作用,对合并感染的患者还可促进引流,有利于感染的控制。指导患者适当运动,如跑步、跳跃等,促进输尿管蠕动,有助于结石下移排出。

3) 遵照医嘱使用抗生素、利尿剂、排石及溶石药物,注意观察疗效。并根据结石成分和尿 pH 值的测定,遵照医嘱口服枸橼酸钾、碳酸氢钠等碱化尿液,可防治尿酸和胱氨酸结石;口服氯化铵酸化尿液可防治磷酸钙及磷酸镁铵结石。

4) 观察与记录尿液的颜色、性状、量和排尿情况,嘱咐患者排尿于容器中,便于观察结石排出情况。如有结石排出,用纱布或过滤网过滤尿液,通过化验分析其成分有助于指导患者的饮食结构和尿 pH 值调整。

5) 根据结石成分,对患者进行饮食指导,避免大量摄入动物蛋白、精制糖和动物脂肪。草酸盐结石患者应少食菠菜、番茄、芦笋、马铃薯等高草酸的食物,尿酸盐结石患者应少食动物内脏、花生、豆类等食物及啤酒,含钙结石患者应限制牛奶、巧克力、坚果等高钙饮食。

(2) 手术治疗后患者的护理

1) 一般护理:术后常规卧床休息 1~2 周,减少出血。上尿路结石术后健侧卧位或半卧位,以利引流;膀胱镜碎石术后适当变换体位,促进结石排出。鼓励患者多饮水,保证每天饮水量在 3000~4000ml,保持尿流通畅,肠蠕动恢复后即可进饮食。

2) 观察记录病情:密切观察及记录生命体征、尿液情况。尤其注意尿液量、颜色以及呼吸情况的观察,如尿量少于 30ml/h,应警惕有无肾功能衰竭发生;如出现气促、胸闷、呼吸困难要考虑是否并发血气胸;尿液鲜红或血色进行性加深,应考虑术后出血。出现上述并发症应及时向医生汇报并协助处理。

3）做好各种引流管的护理：泌尿系结石患者术后常需安置的导管有肾周引流管、肾盂造瘘管、输尿管支架引流管、气囊导尿管、膀胱造瘘管等，护士必须了解各种引流管的安放部位及引流目的，做好常规护理。其中肾盂造瘘管一般不必常规冲洗，如引流不畅，应在严格无菌操作下低压小剂量冲洗，每次冲洗量不得超过 5ml。

4）做好伤口的护理：观察伤口有无感染，及时更换伤口敷料，保持瘘口周围皮肤清洁，并涂氧化锌乳膏保护。

5）健康指导

①鼓励患者多饮水，忌饮浓茶，保持每天饮水量在 3000ml以上，稀释尿液，减少尿中晶体沉积，延缓结石增长的速度并预防结石的复发，尤其在睡前及夜间饮水，效果会更好。不要饮用硬度过高的水，高温环境下作业应增加饮水量。

②长期卧床的患者，应多饮水，并适当进行床上活动，减少骨质脱钙，降低尿钙排出。

③根据结石成分合理安排饮食，遵医嘱口服药物调整尿液pH 值，预防结石复发。

④向患者及家属讲解泌尿系结石的相关知识，并告知定期复查和随访。

案例 2　良性前列腺增生患者的护理

李先生，75 岁，尿频、排尿困难已 10 多年。昨日饮酒后 2 小时不能自行排尿而入院。临床诊断良性前列腺增生，患者拟行尿道前列腺切除术（TUR-P）。

请讨论：

1. 目前该患者主要存在的护理问题是什么？

2. 应采取哪些护理措施？

分析：

1. 主要存在的护理问题

（1）排尿异常：与膀胱出口梗阻、逼尿肌损伤等有关。

（2）睡眠型态紊乱：与夜间尿频有关。

（3）潜在并发症：出血、感染。

2. 护理措施

（1）术前护理：做好患者的一般护理，鼓励患者适当运动，练习深呼吸及有效咳嗽。完成术前有关脏器功能的检查，评估术前的手术耐受力，纠正不良状态，做好术前常规准备。

（2）术后护理

1）术后一般护理：术后平卧，6小时后若无特殊情况取半卧位，术后1周逐渐离床活动，鼓励患者适当床上活动，翻身、咳嗽、排痰，防止肺部感染。术后常规禁食禁饮，1~2天后肛门排气，逐步进食，注意多饮水，多吃粗纤维饮食，防止便秘，术后1周内禁止肛管排气或灌肠，以免诱发出血。妥善固定各种引流管，保持伤口清洁干燥和引流通畅。

2）病情观察与记录：严密观察及记录生命体征、尿量、尿色及排尿情况。注意观察有无出血、感染，引流是否通畅，引流量及性状和心肺功能情况。

3）控制出血的护理：手术后最初几天通常会出现血尿，起初颜色较红，逐渐变浅、消失，除应用止血药外，需用三腔气囊导尿管压迫止血，手术后6~10天可能会因为组织坏死，用力排便或久坐等再次引发出血，所以导尿管一般留置8~10天。具体操作方法：将30~50ml生理盐水注入气囊内，导尿管固定在大腿内侧并稍加牵引，使水囊恰好压迫前列腺窝的部位，一般持续牵引压迫8~10小时，告知患者不可随意移开，直至解除牵引为止。施行TUR-P的患者，常规用生理盐水持续膀胱冲洗3~5天，根据尿液颜色调节冲洗速度及时间，色红则快，以防血块堵塞尿管。

4）膀胱痉挛的护理：术后患者常常伴有膀胱痉挛，引起阵发性剧痛，诱发出血。应嘱咐患者做深呼吸，放松腹部肌肉，缓解疼痛，遵医嘱定时注射解痉剂及小剂量吗啡止痛，也可采用自控镇痛泵。

5）预防感染：术后患者由于留置导尿及手术后免疫力低下，易发生尿路感染和精道感染。应做好留置导尿的护理及无菌操作，尤其注意观察尿道口有无分泌物及红肿，每日用消毒棉球擦拭尿道外口2次，及时清除导尿管周围和会阴部分泌物，遵医嘱早期应用抗生素。

（3）健康教育

1）介绍有关疾病知识及用药注意事项，坚持用药，观察用药后的排尿情况，定期检查及随访。适当休息，避免受凉、劳累，不宜饮酒及食用辛辣食物，以免诱发急性尿潴留。

2）保持大小便通畅，多饮水，多吃粗纤维饮食，勤排尿，不憋尿，保护膀胱的功能。如果出现便秘，避免用力排便，可使用缓泻剂。

3）指导术后患者进行肛提肌锻炼，以尽快恢复尿道括约肌功能。其方法是：吸气时缩肛不少于3秒，呼气时放松肛门括约肌10秒左右，每次连续做10个回合，每日5~10次。术后1~2个月内避免剧烈活动，如提重物、骑自行车、性生活等，防止继发性出血。

案例3 膀胱癌患者的护理

刘先生，男性，60岁，2年来出现间歇性无痛性全程肉眼血尿，终末加重，近半年来出现尿频、尿痛，3个月来耻骨后痛，行膀胱镜检查，确诊为膀胱癌，拟行膀胱癌根治术并行尿路改造术。

请讨论：

1. 目前该患者主要存在的护理问题是什么？

2. 应采取哪些护理措施？

分析：

1. 主要存在的护理问题

（1）尿液异常：与癌肿侵蚀血管出血及继发感染有关。

（2）排尿异常：与癌肿阻塞输尿管或膀胱颈及尿流改道有关。

（3）自我形象紊乱：与膀胱全切后尿流改道、膀胱造瘘等有关。

（4）潜在并发症：出血、感染。

（5）焦虑、悲观：与癌症确诊及治疗前景不佳有关。

2. 护理措施

（1）术前护理

1）一般护理：给予高蛋白、高热量、高维生素、易消化的饮食，提高手术耐受力。多饮水，保证尿流通畅，观察记录尿色、尿量及疼痛情况。并发尿路感染的患者使用抗生素控制感染，疼痛剧烈者解痉止痛。熟悉化疗、放疗方案及药物的毒副反应，观察用药效果，做好放疗区域的皮肤黏膜护理。

2）术前准备：术前常规禁食、禁饮、备皮、备血等。回肠替代膀胱的患者术前应缓泻、灌肠、服用抗生素等肠道准备并常规置胃管。膀胱癌患者术前勿排尿，保持膀胱充盈。

（2）术后护理

1）一般护理

①生命体征平稳后取半卧位，肾部分切除术的患者应卧床10~14 天，以免诱发出血。

②术后常规禁食、禁饮，肛门排气后逐步恢复饮食。

③遵照医嘱使用抗生素、止血药物，做好放、化疗护理。

④适当镇痛，有利于活动及有效咳嗽、排痰。

2）病情观察与记录：观察与记录生命体征、尿色、尿液性状、伤口及引流情况，监测肾功能，准确记录 24 小时尿量。

3）做好伤口及引流的护理：保持伤口的清洁干燥，及时更换敷料，预防感染。熟悉各种引流管道的作用及连接，贴标签标示及分别记录引流情况，妥善固定，保持引流通畅，防止阻塞引起的逆行感染，并根据出血情况用生理盐水进行膀胱冲洗。

4）膀胱癌术后的特殊护理

①尿流改道"造口"患者的护理：观察造口颜色是否红润，有无出血、坏死、狭窄、回缩、脱垂等现象。选择合适的造口袋，一般术后 2 天即可佩戴集尿袋，注意粘贴牢固，及时更换（最长不超过 7 天）。造口周围皮肤每天用温水清洗并擦干，嘱咐患者穿宽大柔软的棉质内衣裤，减少对皮肤的摩擦，若造口周围有结晶物，应检测尿 pH 值，选择合适溶液进行清洗，揩干后涂氧化锌软膏保护皮肤。

②膀胱内灌注护理：事先向患者解释治疗的主要目的，取得患者的配合。准备好药液、导尿包等物品，协助医生进行灌注。先插入导尿管排空膀胱，将抗癌药或免疫抑制剂用生理盐水稀释后经导尿管注入膀胱内，协助患者更换体位，平卧、左侧卧、右侧卧、俯卧，每 15 分钟更换 1 次，保留 2 小时后排出。开始每周 1 次，8 次为 1 个疗程，以后改为每月 1 次，维持 1 年，1 年后若无复发，每 2 个月 1 次，可终身灌注，能预防或推迟膀胱癌的复发。

（3）心理护理：主动与患者沟通，介绍病情、治疗情况及成功病例，消除悲观，树立治疗信心。拟行膀胱全切改道的患者，应耐心解释改道的必要性和重要性，争取患者的配合，真诚聆听患者的心理感受，联合家属共同给予患者心理支持。鼓励并教会术后患者及家属参与造口的护理，引导患者逐渐适应新的排尿模式，促进患者心理健康，建立重返社会的信心，提高生活质量。

（4）健康教育

1）调整自我情绪，保持乐观心态，保证充分休息和良好睡眠，积极配合治疗及护理。注意营养的摄入，多饮水，适当参加体育锻炼。

2）鼓励患者坚持放疗、化疗、生物及免疫治疗，定期监测血象和肾功能，一旦出现骨髓抑制及明显肾功能不全，应暂停放、化疗。

3）肾癌患者注意保护健肾，防止外伤，避免使用对肾有损伤的药物及食物等。指导膀胱癌患者及家属护理造瘘口及正确处理集尿袋，鼓励患者养成定时排尿习惯，最终达到不必佩戴集尿袋的目的。

4）定期复查与随访，及早发现转移病灶。

项目二　护理技术操作详解

操作1　膀胱镜检查配合

膀胱镜检查应在表面麻醉或骶麻下进行，经尿道插入膀胱镜，直接窥查尿道及膀胱内有无病变，钳取可疑组织进行病理检查，钳取异物及结石，借助电灼、冷冻、激光等还能治疗膀胱息肉、炎症、肿瘤等疾病，目前广泛用于膀胱疾病的诊断和治疗，但尿道狭窄、膀胱挛缩、尿路急性炎症期间不宜进行该项检查。

【目的】

1. 直接窥查尿道及膀胱内有无病变。

2. 钳取可疑组织进行病理检查，钳取异物及结石。

3. 治疗膀胱息肉、炎症、肿瘤等疾病。

【适应证】

1. 观察膀胱及尿道病变。

2. 采取活组织做病理检查。

3. 通过膀胱镜行输尿管插管,做逆行肾盂造影或收集两侧肾盂尿监测两侧肾功能(图 10-1)。

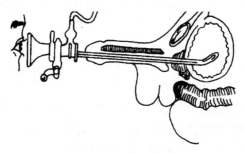

图 10-1　膀胱镜检查

4. 置入输尿管支架管引流。

5. 输尿管套石术。

6. 取出膀胱异物和结石、切除膀胱小肿瘤。

【禁忌证】

1. 尿道狭窄。

2. 急性尿路炎症。

3. 膀胱容量小于 50ml。

【操作前准备】

1. 心理护理　向患者及其家属做必要的解释,解除顾虑,以取得合作。

2. 除导尿和单纯尿流率测定外,检查前嘱患者排空膀胱。尿流动力学检查第一项为测尿流率,需要提前憋尿,检查前 2~3 小时不要排尿。

3. 备好检查所需器械、用物,清洁皮肤并做好消毒工作,如膀胱镜检查前以尿道口为中心用消毒液冲洗消毒外阴部,男性患者包皮过长者,应翻转包皮清洗。

4. 若需做逆行性肾盂造影,参照上述逆行性肾盂造影做好相关准备。

5. 需要麻醉者,做好麻醉前的准备。

【操作程序】

1. 协助医生安置患者体位,如膀胱镜检查患者取膀胱截石位。

2. 无菌操作　不论是诊断还是治疗,侵入性操作时必须严格遵守无菌操作规程,术者常规外科洗手,穿无菌手术衣,戴无菌手套,消毒、铺无菌巾单。

3. 在检查过程中做好配合,如膀胱镜检查时,护士应随时准备调节膀胱冲洗液,保证电源及一切物品的供应。

4. 动作轻柔,切忌粗暴,以减轻患者痛苦和损伤。

【操作后护理】

1. 鼓励患者多饮水　内镜检查和尿道探查后,患者多有肉眼血尿,可在 2~3 天内消失,应嘱咐患者适当休息,鼓励其多饮水,以增加尿量,达到内冲洗的作用。

2. 观察病情　如膀胱镜检查后密切观察尿道有无出血和排尿异常情况。若排尿不畅,给予热敷。有留置导尿管口注意护理,防止脱落,保持通畅,注意无菌及记录尿量及性状等。

3. 向患者解释术后出现尿道烧灼感、血尿、导管刺激引起的尿频等属于正常现象,不要紧张,疼痛严重者适当止痛。

4. 告诉尿道扩张的患者,尿道扩张 2 次间隔时间不少于3 天。

操作2　膀胱冲洗

膀胱冲洗是将药液经导尿管或膀胱造瘘管注入膀胱,反复冲洗后再由导尿管或膀胱造瘘管排出,将膀胱内残渣、脓液、血块等冲出膀胱,从而防止尿路感染或堵塞尿道(图 10-2)。

【目的】

1. 清洗膀胱,保持尿液引流通畅。

2. 清除膀胱内的血凝块、黏液、细菌等异物,预防感染的发生。

3. 治疗某些膀胱疾病,如膀胱炎、膀胱肿瘤等。

4. 预防前列腺及膀胱术后血块阻塞泌尿道。

【适应证】

1. 前列腺、膀胱手术后。

2. 长期留置导尿者。

3. 泌尿外科术前准备。

【禁忌证】

怀疑膀胱破裂者。

【操作前准备】

1. 评估患者及环境,向患者解释操作过程与注意事项,以取得合作。

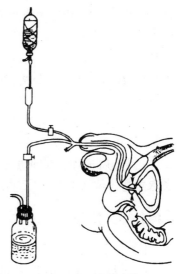

图 10-2 膀胱冲洗

2. 用物准备 无菌治疗盘(内置冲洗器、治疗碗、75% 乙醇棉球、纱布、血管钳)、弯盘、便盆及治疗巾。密闭式冲洗时尚需开瓶器、冲洗装置一套、输液架。

3. 常用冲洗液的准备 常用无菌等渗盐水,有感染者可用0.02% 呋喃西林溶液或无菌等渗盐水中加入抗生素。冲洗液温度一般以 35~37℃为宜,对膀胱内出血者,宜用 4℃冷的冲洗液。

【操作程序】

1. 协助患者舒适体位。

2. 严格无菌操作,防止医源性感染。

3. 注意观察,一方面随时注意患者的反应,另一方面观察冲洗量和引流液性状,若堵塞不畅,可挤压尿管排液连接处的近心端数次或用膀胱冲洗器进行冲洗,若患者感到剧痛不适应或有新出现鲜血等应立即停止冲洗,报告医生并协助处理。

4. 密闭式冲洗时,瓶内液面距离床面 60cm 以上,一般滴速

60~80滴/分钟,开放式冲洗不宜用力过猛或滴速不宜过快,以免刺激膀胱收缩、增强患者尿意,迫使冲洗液从导尿管侧溢出尿道。

5. 若滴入治疗性药物,须在膀胱内留置30分钟后再引流出膀胱。

6. 每次冲洗量一般为50~100ml,但膀胱手术后每次冲洗量不超过50ml。

【操作后护理】询问患者操作感受,告知注意事项;协助患者取舒适体位,整理床单元和用物。

操作3 体外冲击波碎石术

【目的】

在X线、B超定位下,将冲击波聚焦后作用于结石,使结石裂解,直至粉碎成细砂,随尿液排出体外。

【适应证】

适用于大多数上尿路结石。

【禁忌证】

过于肥胖、肾脏位置过高、骨关节严重畸形、结石定位不清等,由于技术性原因而不适宜采用此法。

【操作前准备】

1. 碎石前检查凝血四项,包括凝血酶原时间(PT)、活化部分凝血活酶时间(APTT)、凝血酶时间(TT)和纤维蛋白原,了解凝血功能。

2. 术前3天禁忌摄入萝卜、洋葱等易产气的食物,术前晚服缓泻剂番泻叶6~9g冲服清洁肠道,手术当天早晨禁食、禁饮,以减少肠道积气,避免影响碎石定位和碎石效果。

3. 告诉患者在碎石过程中定位的重要性,不可移动体位,要配合碎石治疗;治疗中机器发出较大的声响及治疗后出现血尿属于正常现象,以减轻患者紧张心理,取得患者的配合。

【操作程序】

1. 现在常用的机型,通常不用麻醉,痛感较少,仅少数患者在震波中需要使用哌替啶或强痛定止痛。

2. 根据 B 超或 X 线定位系统定位要求,安置并固定好患者的体位。

3. 每轰击 200 次,通过 B 超或 X 线观察结石是否粉碎,并校正定位,以提高碎石疗效。

4. 小儿肾结石治疗时,用泡沫塑料板置于背部肋缘上方以保护肺脏。

5. 输尿管末端结石治疗时,用泡沫塑料板置于耻骨缘下方以保护外生殖器。

【操作后护理】

1. 要求患者术后卧床休息,定时测定患者血压、脉搏的变化,发现异常及时报告医师。

2. 观察并记录初次排尿的时间、每次间隔时间,了解有无尿路梗阻和急性尿潴留情况。

3. 观察术后有无药物反应,若出现头晕、恶心、呕吐等药物反应症状,应嘱患者卧床休息、禁食,遵医嘱补液和静脉补充营养,若无药物反应,则可正常进食。

4. 鼓励患者多饮水,每天饮水 3000ml 以上,指导患者经常更换体位,促进碎石排出。

5. 指导患者观察每次排尿情况,每次排尿用纱布过滤尿液,收集结石碎渣做成分分析,并嘱患者定期摄尿路平片,了解排石情况;若需再次碎石,两次体外冲击波碎石术(ESWL)间隔时间不少于 1 周。

6. 并发症护理:ESWL 治疗后常见并发症是血尿、肾绞痛。肾绞痛通常是因碎石通过输尿管引起,往往是一过性的,可遵医嘱使用阿托品和哌替啶解痉止痛;血尿一般经 1~2 天自行消失,不需特殊处理;若血尿严重,及时报告医生,协助医生止血治疗。

项目三 护资考场自测

A2 型题

1. 李先生,建筑工地高处坠落后,诊断为截瘫,患者的泌尿系护理,以下哪项错误(　　)

A. 无菌操作下留置导尿

B. 留置导尿 2 周后改定期开启引流

C. 多饮水,增加排尿

D. 开放引流时间以每次 4~6 小时为宜

E. 导尿管每 2 周更换 1 次

2. 李女士,车祸导致肾区受损,肾损伤非手术治疗,至少应卧床休息(　　)

A. 1 周　　　　　　B. 2 周　　　　　　C. 3 周

D. 4 周　　　　　　E. 5 周

3. 张先生,膀胱手术后膀胱冲洗时,每次注入膀胱内的液体量应少于(　　)

A. 30ml　　　　　　B. 50ml　　　　　　C. 80ml

D. 100ml　　　　　E. 150ml

4. 张女士,因腹部受到撞击,膀胱破裂诊断最简便的检查方法是(　　)

A. 耻骨上膀胱穿刺　　　　　　B. 导尿试验

C. 腹腔穿刺　　　　　　　　　D. 膀胱造影

E. B 超检查

5. 崔先生,20 岁,从 3 米高处跌下,骑跨于木杆上。经检查阴茎、会阴和下腹壁青紫肿胀,排尿困难,尿道口滴血,应考虑为(　　)

A. 会阴部挫伤　　B. 下腹部挫伤　　C. 前尿道损伤

D. 后尿道损伤　　E. 膀胱损伤

6. 王女士,患泌尿系结石,患者最易发生输尿管结石的部位是（　　　）

A. 肾盂输尿管交界处　　　　　B. 输尿管越过髂动脉处

C. 输尿管上 1/3 处　　　　　　D. 输尿管中 1/3 处

E. 输尿管下 1/3 处

7. 刘女士,因排尿异常,检查 B 超显示膀胱结石,膀胱结石典型症状是（　　　）

A. 恶心、呕吐　　B. 肉眼血尿　　C. 腹部绞痛

D. 排尿中断　　E. 会阴部下坠感

8. 马先生,78 岁,排尿异常,医院行相关检查诊断为前列腺增生症,最早出现的症状是（　　　）

A. 排尿困难　　B. 尿潴留　　C. 尿频

D. 尿失禁　　E. 血尿

9. 田先生,做前列腺增生症的治疗,残余尿至少要超过多少才应手术治疗（　　　）

A. 20ml　　B. 30ml　　C. 50ml

D. 80ml　　E. 100ml

10. 王先生,64 岁,患良性前列腺增生,有进行性排尿困难1 年余,解除尿潴留的首选方法是（　　　）

A. 针刺、诱导排尿　　　　　B. 插导尿管

C. 按摩腹部　　　　　　　　D. 耻骨上膀胱造瘘

E. 肌内注射卡巴胆碱

11. 张先生,肾区不适,排尿异常,结合既往史考虑,肾结核主要来自于（　　　）

A. 骨结核　　B. 关节结核　　C. 消化道结核

D. 肺结核　　E. 尿道结核

12. 刘先生,86 岁,脑溢血后卧床半多,患者有时神志恍惚,

烦躁不安,经检查下腹部隆起,半球形囊性肿物,有少量尿液自尿道口溢出弄湿衣、裤等,应是( )

A. 真性尿失禁　　　　　B. 充盈性尿失禁

C. 压力性尿失禁　　　　D. 尿瘘

E. 尿频

13. 李先生,尿液异常,经检查诊断为泌尿系统肿瘤,最常见于哪一器官( )

A. 肾　　　　B. 输尿管　　　　C. 膀胱

D. 尿道　　　　E. 前列腺

14. 李女士,排尿异常,最早出现下列哪种症状考虑膀胱癌( )

A. 下腹部肿块　　　　B. 尿频、尿急、尿痛

C. 排尿困难　　　　D. 血尿

E. 水肿

15. 王先生,车祸时砸伤下腹部,查体:耻骨联合处压痛,挤压试验阳性,膀胱胀满,橡皮导尿管插入一定深度未引出尿液,导尿管尖端见血迹,此时应考虑( )

A. 导尿管插入深度不足　　　　B. 导尿管插入方法不对

C. 导尿管阻塞　　　　D. 骨盆骨折合并尿道断裂

E. 骨盆骨折合并膀胱损伤

16. 10 岁男孩,近 1 年时有尿频、尿急、排尿痛和排尿困难,尿流常突然中断,蹦跳后又能继续排尿,应首先考虑( )

A. 急性膀胱炎　　B. 泌尿系结核　　C. 尿道狭窄

D. 前列腺炎　　　　E. 膀胱结石

17. 李先生,68 岁。因患前列腺增生,排尿困难,需手术治疗。现患者残余尿量 200ml,心肺肾功能良好。应采用何种治疗( )

A. 等待观察

B. 药物治疗

C. 膀胱造瘘

D. 热疗

E. 经膀胱耻骨上前列腺切除术

18. 王先生,27 岁。膀胱刺激症 2 年,经一般抗感染治疗无效,且逐渐加重,有米汤尿及终末血尿,现排尿 30 余次/天,可能是下列哪种疾病（   ）

A. 慢性肾盂肾炎　　　　　　B. 慢性前列腺炎

C. 膀胱结石　　　　　　　　D. 肾结核

E. 膀胱肿瘤

19. 陈先生,60 岁。右腰痛 2 年,无痛性全程肉眼血尿 3 天,查体:右肾区叩痛,右肾可触及季肋下 3 指。尿常规:红细胞满视野。肾盂静脉造影可见右肾中盏移位拉长变形,应诊断为（   ）

A. 肾癌　　　　　　B. 肾囊肿　　　　　　C. 肾结核

D. 肾结石　　　　　E. 肾胚胎瘤

20. 李先生,经尿道前列腺电切术后,放置三腔气囊的目的是（   ）

A. 引流　　　　　　B. 压迫止血　　　　　C. 观察病情

D. 预防感染　　　　E. 扩张尿道

A3/A4 型题

（1~3 题共用题干）

张先生,成年男性,因骨折卧床 1 个月后发现有泌尿系结石。

1. 该患者患泌尿系结石的原因可能是（   ）

A. 肾功能不全

B. 液体摄入不足

C. 血液循环减慢

D. 活动少而增加钙质的游离

E. 饮用水的成分

2. 某天患者突发肾绞痛时结石可能在( )

A. 肾盂内 　　　　　B. 膀胱内 　　　　C. 输尿管

D. 膀胱或输尿管 　E. 尿道

3. 此时应如何处理( )

A. 抗生素 　　　　　　　　B. 内服溶石药物

C. 热敷、针灸 　　　　　　D. 解除痉挛止痛

E. 急症手术切开取石

(4~5 题共用题干)

郑先生,40 岁,近半年来尿痛、尿线中断,腹部平片见膀胱区一枚 2.0cm×1.0cm 结石。

4. 该病例最主要的诊断方法是( )

A. X 线检查 　　　　　　　B. B 型超声检查

C. 内镜检查 　　　　　　　D. 排泄性尿路造影

E. 以上都不对

5. 应该采用下列何种治疗措施( )

A. 大量饮水加运动 　　　　B. 药物治疗

C. 针刺疗法 　　　　　　　D. 膀胱镜碎石

E. 膀胱切开取石

(6~7 题共用题干)

男性,60 岁,2 年来出现间歇性无痛性全程肉眼血尿,终末加重,近半年来出现尿频、尿痛,3 个月来耻骨后痛。

6. 该患者初步诊断为( )

A. 膀胱炎 　　　　　　　　B. 前列腺增生症

C. 膀胱癌 　　　　　　　　D. 膀胱结石

E. 肾癌

7. 该病诊断最主要检查方法是( )

A. 尿脱落细胞检查

B. 膀胱镜检查,必要时活检

    C. 膀胱双合诊

    D. B 超

    E. 静脉尿路造影

（8~10 题共用题干）

    郑女士，30 岁，被人用拳头打了右腰部一拳，由家属陪同前来就诊。

    8. 除做全面体格检查之外，首先应检查（   ）

    A. 血常规   B. 尿常规   C. 大便常规

    D. 肝功能   E. 肾功能

    9. 经检查诊断为肾挫伤，治疗要点是（   ）

    A. 绝对卧床休息   B. 输液   C. 止血

    D. 应用抗生素   E. 止痛

    10. 护理措施下列哪项是错误的（   ）

    A. 早期起床活动   B. 注意血尿情况

    C. 观察体温变化   D. 定期观察生命体征

    E. 注意腹痛的变化

参考答案

A2 型题

  1. E   2. B   3. B   4. B   5. C   6. E   7. D   8. C

  9. C   10. B   11. D   12. B   13. A   14. D   15. D   16. E

  17. E   18. D   19. A   20. B

A3/A4 型题

  1. D   2. A   3. D   4. A   5. D   6. C   7. B   8. E

  9. A   10. A

（崔丽娟）

第十一章

骨与关节疾病护理实践

项目一 典型案例分析

案例1 胫腓骨骨折患者的护理

宋先生,17岁,车祸致右小腿疼痛、畸形、活动受限1小时入院。1小时前,患者放学骑自行车回家途中被迎面行驶的汽车撞倒,被人送来医院。入院检查,右小腿中段畸形,局部肿胀,有瘀斑5cm×7cm大小,皮肤完整,局部有假关节活动,有骨擦音及骨擦感,右足趾活动正常,足背动脉搏动正常,感觉正常。X线检查:右胫腓骨中段横断骨折。行手法复位后小腿长管石膏固定3~4周,再行短腿石膏固定3~6周,共6~10周以上,直至骨折愈合。

请讨论:

1. 目前该患者主要存在的护理问题是什么?

2. 应采取哪些护理措施?

分析:

1. 主要存在的护理问题

（1）疼痛:与骨折、软组织损伤有关。

（2）自理能力缺陷:与疼痛、制动、石膏固定有关。

（3）焦虑:与疼痛、生活不能自理、影响学习、担心肢体残疾有关。

（4）潜在并发症：骨筋膜室综合征、关节僵硬。

（5）知识缺乏：缺乏疾病相关知识及康复知识。

2. 护理措施

（1）加强基础护理，合理饮食，预防并发症。

1）患者卧硬板床，患肢抬高，制动，保持中立位，严禁外旋，为防止足跟压伤，可在踝部垫小软枕，以使足跟悬空。保持床单位的卫生。给予起居生活照顾。

2）注意饮食卫生，提供营养丰富易消化饮食，多吃水果蔬菜、适量纤维及多饮水，防止便秘及泌尿系感染和结石。

（2）密切观察患肢情况，防止骨筋膜室综合征发生。观察患肢远端血液循环、感觉、运动、足背动脉及胫后动脉搏动情况，观察患肢皮肤颜色、温度、肿胀、疼痛情况。发现肢体远端动脉搏动触及不清、肢端发凉，感觉迟钝、肿胀严重、疼痛、皮肤颜色改变，应警惕小腿骨筋膜室综合征，立即通知医生，给予紧急处理。

（3）加强石膏固定后的护理。

（4）加强功能锻炼：患肢功能锻炼应尽早开始，防止膝、踝关节强直和肌肉萎缩。同时，在外固定坚强牢固的情况下，早期下床，适当给骨折端以应力刺激，促进骨折愈合。

1）促进静脉回流，防止肌萎缩和关节僵硬：伤后早期进行股四头肌的等长舒缩练习、髌骨的被动活动；同时练习足部及趾间关节活动。

2）膝、踝关节练习：石膏固定期间，患者可进行膝、踝关节活动，但禁止在膝关节伸直情况下旋转大腿，防止发生骨不愈合。去除石膏后，遵医嘱进行小腿、膝关节的屈伸锻炼和髋关节的各种运动锻炼；逐步下地行走。

（5）心理护理：讲解有关骨折的知识，尤其是骨折的原因，教育患者注意安全。讲解加强锻炼的重要性。保持良好心态，以利于骨折的愈合。

（6）健康指导

1）定期复查,发现患肢血液循环、感觉、运动异常,请及时就医。

2）加强功能锻炼。扶拐下床活动时,患侧肢体全脚着地,防止摔倒,加强患肢膝、踝关节伸屈锻炼,如有踝关节功能障碍可做踝部旋转、斜坡练步等功能锻炼,踝关节强硬者,可做踝关节的下蹲背伸和站立屈膝背伸等。

3）保持心情愉快,劳逸适度。

4）加强营养,多食高钙食物以及新鲜瓜果蔬菜,以促进骨折愈合。

案例2 桡骨远端骨折患者的护理

卢女士,46岁,走路时不慎摔倒,手掌着地,手掌擦伤,右手腕关节肿胀,压痛明显,活动障碍。侧面呈"餐叉"样畸形,正面呈"枪刺刀"样畸形。X线检查腕关节在内的正、侧位片,见桡骨远端骨折,骨折远端向背侧、桡侧移位。给予手法复位,复位后用特制小夹板固定腕关节于旋前、屈腕、尺偏位4~6周。

请讨论:

1. 目前该患者主要存在的护理问题是什么?

2. 应采取哪些护理措施?

分析:

1. 主要存在的护理问题

（1）急性疼痛:与骨折、软组织损伤有关。

（2）皮肤完整性受损（潜在的）:与擦伤、夹板固定有关。

（3）生活自理能力缺陷:与桡骨远端骨折、夹板固定治疗有关。

（4）焦虑：与工作中断、影响生活、担心手腕功能有关。

（5）知识缺乏：缺乏治疗及康复知识。

（6）潜在并发症：关节僵硬、骨萎缩、正中神经炎等。

2. 护理措施

（1）加强基础护理：主动关心患者，协助完成部分自理活动。加强营养，以利于骨折的愈合。

（2）固定后抬高患肢，以利于水肿的消退。离床活动时，患肢悬吊于胸前。

（3）每天检查患肢肿胀情况，及时调节夹板的松紧度，保持夹板束带可以远近移动 1cm 为宜。

（4）心理护理：讲解与骨折相关的知识，减轻患者的担忧。讲解加强锻炼的意义，取得患者的积极配合，以利于尽早康复。

（5）功能锻炼：指导并督促患者进行早期功能活动是护理的重点。复位固定后即应指导患者进行拇指及其他手指的主动运动，如用力握拳、松拳，充分屈伸五指的练习，逐渐进行肘、肩关节的各种活动，但 2 周内禁忌做腕背伸和桡侧偏斜活动，以防复位的骨折端再移位。4~6 周解除夹板固定后，进行腕关节的活动。

（6）健康指导

1）告知患者早期抬高患肢，保持患肢的功能位，进行功能锻炼是尽快康复及预防并发症发生的关键。

老年患者，容易发生肩、肘关节僵硬，固定期间应尽早开始肩和肘关节的活动。

手功能锻炼不够，也能发生交感神经反射性营养不良——急性骨萎缩，表现为手及腕肿痛，活动受限，皮肤发亮，皮肤温度增高，骨质明显疏松。

晚期患者，如有骨折错位愈合，则应注意有无继发的正中神经炎，或屈指肌腱及伸拇长肌腱磨损断裂。

2）告知患者伤肢肿胀的高峰时间为伤后的 3~5 天。注意观察夹板固定肢体肢端血运情况。当出现皮肤发绀或苍白、剧烈疼痛、肿胀、感觉过敏或消退、麻木等应及时复诊。

3）告知患者，固定后 2 周内，每周酌情透视或拍 X 光片 1~2 次，如骨折出现移位，应及时纠正或重新复位。必要时改做石膏固定。避免发生错位愈合。2~3 周后如骨折端已有纤维连接可每周在门诊复查 1 次，将超腕关节小夹板固定改用腕关节中立位小夹板或前臂管型石膏继续固定，直至骨折临床愈合。

4）告知患者不可自行拆除夹板。

案例3 股骨干骨折患者的护理

郭女士，25 岁，从高处跌下后左大腿疼痛，功能障碍 3 小时抬送就诊，检查：脉搏：90 次 / 分，呼吸：25 次 / 分，血压：100/75mmHg，大腿向外成角畸形，严重肿胀，青紫，有反常活动。左膝以下感觉、运动可，足背动脉搏动良好，X 线示：左股骨中段骨折。入院后，给予骨牵引治疗。

请讨论：

1. 目前该患者主要存在的护理问题是什么？

2. 应采取哪些护理措施？

分析：

1. 主要存在的护理问题

（1）躯体移动障碍：与骨折、治疗限制有关。

（2）疼痛：与创伤后骨折有关。

（3）有皮肤完整性受损的危险：与牵引治疗不更换体位有关。

（4）焦虑：与担心自身承受不了病痛的折磨，怕得不到满意的医疗和护理，怕由此失去家人的关心或对恢复健康时间长感到厌烦有关。

（5）有废用综合征的危险：与固定功能位不够、功能锻炼不到位有关。

（6）潜在并发症：脂肪栓塞、坠积性肺炎、便秘、下肢深静脉血栓。

（7）知识缺乏：缺乏治疗及康复知识。

2. 护理措施

（1）心理护理：加强基础护理，主动关心患者，协助完成部分生活自理内容。向患者宣教与疾病相关的知识。

（2）对牵引治疗的患者应进行交接班，严密观察患肢末端血液循环及肢体活动情况。若肢体末梢青紫、苍白、肿胀或麻木等，说明肢体有血液循环障碍。应检查肢体是否包扎太紧或牵引过重等，及时予以调整。

（3）保证有效牵引：每日检查患者的体位及床铺，保持对抗牵引；检查牵引装置，需保持完好，重锤、绳索、滑轮保证效果。嘱患者及家属不要擅自改变体位，不能随便增减牵引重量。

（4）防止感染：骨牵引是有创的操作，应加强无菌观念，避免钢针左右滑动，每天在针孔处滴 75% 乙醇 1~2 次，不要去除针孔处的血痂，防止感染。

（5）指导患者功能锻炼：牵引阶段要进行功能锻炼，防止肌肉萎缩、关节僵硬、骨骼脱钙等废用综合征及下肢深静脉血栓发生。包括抬臀、股四头肌锻炼、踝关节及膝关节伸屈活动。

1）练习股四头肌的等长舒缩：伤后 1~2 周开始，同时练习小腿、踝关节屈伸及足部活动，每天多次，每次 5~20 分钟，以促进静脉回流，减轻水肿，防止肌萎缩和关节僵硬。

2）膝、踝关节功能锻炼：伤后 1~2 周，指导患者进行膝关节伸直练习。去除牵引或外固定后遵医嘱进行膝关节的屈伸锻炼和踝关节的各种运动锻炼。活动范围由小到大，幅度和力量逐渐加大。

3）负重训练：开始需扶助行器或拐杖，使患肢在不负重情况下练习行走,需有人陪伴,防止摔倒;患肢逐渐持重。

（6）预防并发症

1）指导患者做有效的咳痰,鼓励定时做深呼吸,轻拍背部助分泌物排出,必要时给予雾化吸入。保持口腔清洁。防止肺部感染发生。

2）指导患者合理膳食,鼓励每天饮水 2000ml,每日按摩腹部 3~4 次,促进肠蠕动,预防便秘。

3）指导并督促患者加强功能锻炼。

案例4　急性血源性化脓性骨髓炎患者的护理

尹某,女,8 岁,高热,双下肢剧痛,红肿,活动受限 15 天,26 天前曾在某医院诊断为"双侧化脓性扁桃体炎"给予抗生素治疗,症状消失。查体:双小腿中下段肿胀,皮肤发红,皮温高,触压痛阳性。诊断为双下肢胫骨血源性骨髓炎。

请讨论:

1. 目前该患者主要存在的护理问题是什么?

2. 应采取哪些护理措施?

分析:

1. 主要存在的护理问题

（1）体温过高:与急性化脓性感染有关。

（2）急性疼痛:与感染发生炎性介质刺激有关。

（3）躯体移动障碍:与疼痛及患肢制动有关。

（4）有外伤的危险:与发生病理性骨折有关。

（5）焦虑:与害怕各种治疗及预后有关。

（6）皮肤完整性受损:与炎症、窦道、手术有关。

（7）潜在并发症:脓毒症、病理性骨折、预后功能障碍。

（8）知识缺乏：缺乏本病的治疗与康复知识。

2. 护理措施

（1）病情观察：观察生命体征及神志变化；注意邻近关节有无红、肿、热、痛或积液出现。

（2）生活护理：鼓励患者多饮水；指导患者进食高热量、高蛋白、高维生素、易消化的流质或半流质饮食；遵医嘱予少量多次输入新鲜血、氨基酸、白蛋白等；指导患者多卧床休息。每2~3 小时按摩 1 次，防止压疮。

（3）配合治疗的护理

1）给予患者大剂量抗生素治疗时，注意观察药物的不良反应。

2）患者早期应用夹板、石膏托或皮肤牵引，注意抬高患肢，减轻局部肿胀或疼痛，利于炎症消退。保持患肢功能位，防止畸形和病理性骨折。

3）有窦道形成，加强局部皮肤护理。

4）做好手术前准备：给予大剂量抗生素 2~3 天后仍不能控制症状，或诊断性穿刺时在骨膜下或骨髓腔内抽吸到脓液或渗出液，即应在压痛明显处骨皮质上进行"开窗"减压引流。

5）做好开窗减压引流术后的护理：有开放引流的伤口，加强换药，严格无菌操作。

（4）对症护理：高热时，给予物理降温；疼痛时，遵医嘱给予止痛剂。

（5）心理护理：患者多为儿童，护士应态度和蔼，耐心细致地做好护理工作；安慰和稳定患者及家属情绪。

（6）健康指导

1）"开窗"减压引流术后，继续全身应用抗生素，至体温正常后 2~4 周。缝线于术后 10~14 天拆除。

2）指导患者使用拐杖、助行器等支具减轻患肢负重。

3）功能锻炼与康复指导：①练习肌肉的等长收缩，以感到肌肉有轻微酸痛为度;②帮助患者按摩患肢,未被固定关节如无禁忌则应进行主动活动;③鼓励患者经常做深呼吸、有效咳嗽及引体向上运动,改善肺部功能,减少并发症的发生。

4) 加强营养,合理饮食。提高机体抵抗力,防止疾病复发。

5) 慢性骨髓炎易复发,出院后应继续抗感染治疗,定期复查。

项目二　护理技术操作详解

操作1　石膏固定术

【目的】

固定骨折部位,制动肢体,畸形纠正后的固定。

【适应证】

1. 骨折、关节损伤、关节脱位后的固定。

2. 骨与关节结核、化脓性炎症。

3. 骨与关节周围神经、血管、肌腱断裂或损伤,皮肤缺损,手术修复后的制动。

4. 畸形矫正后的位置维持与固定。

【禁忌证】

1. 确诊或可疑伤口有厌氧菌感染者。

2. 全身状况差,如休克,心、肺、肾功能不全,进行性腹水。

3. 孕妇禁忌大型石膏固定。

4. 新生儿、婴幼儿及年老体弱者不宜长期大型石膏固定。

【操作前准备】

1. 物品准备　泡石膏绷带的水桶或水盆、40℃的温水、石膏绷带、各种衬垫,纱布绷带、棉垫、胶布、剪刀、卷尺、红色记号笔等。

2. 操作者准备

（1）向患者说明石膏固定的目的及操作过程中需配合的注意事项，以取得患者的同意与配合。

（2）测量肢体的长度、周径，预定石膏绷带的长宽尺寸及石膏绷带数量。一般包 5~7 层，绷带边缘、关节处及骨折部位多包 2~3 层。石膏托通常上肢 10~12 层，下肢 12~15 层。以不断裂为标准，不可任意加厚。

（3）洗手，戴好帽子、口罩，穿好手术围裙，戴手套、穿鞋套等。

3. 患者准备

（1）石膏固定前，骨折部位需有 X 线片，以备术后对照。

（2）拟行石膏固定的肢体用肥皂水及清水擦洗干净，如有伤口，应更换敷料，纱布、棉垫要纵向放置，以免患肢肿胀后形成环形压迫。不用胶布固定，以免引起皮炎或皮肤水疱，更不能用绷带做环形包扎。

（3）摆好患者的体位，注意舒适，肢体应由专人扶持保护。

【操作程序】

1. 患肢由专人扶托或放置于石膏牵引架上，维持患肢在功能位，切不可中途变换体位，以防石膏折断，影响固定效果。

2. 石膏覆盖的部位都应覆以衬垫。骨隆突处和软组织稀少处应加厚覆盖棉纸、棉垫、棉织套筒加以保护，以免皮肤和软组织受坚硬石膏压迫、磨损。

3. 浸泡石膏绷带（图 11-1）将准备好的石膏绷带卷（若需石膏托则将石膏绷带在平台上来回折叠，制作石膏条后从两头向中间卷好后），完全平放入 40℃温水中浸泡，待气泡排尽后，双手握住石膏绷带两端缓缓与水面平行取出，

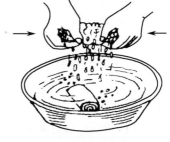

图 11-1　石膏绷带浸泡及取出

两手向石膏绷带卷中央轻轻对挤,挤去多于水分,即可使用。不可双手拧石膏绷带卷,以免石膏流失过多,影响固定效果。

4. 石膏绷带固定

(1) 石膏固定的类别:常用的石膏固定形式主要有石膏托、石膏管型、石膏床、石膏背心、石膏围腰、石膏围领、假人字石膏、蛙式石膏及肩人字形石膏。

(2) 石膏固定操作:石膏卷贴着躯体由近及远迅速推动缠绕,方法同换药中伤口绷带包扎的方法。每一圈绷带覆盖上一圈绷带的1/3。缠绕过程中用手掌扶托均匀抚平绷带,内层不应有皱褶,绷带间不能遗留空隙,不要缠绕过紧,石膏绷带是粘贴上去的,而不是拉紧再缠上去的。

(3) 石膏塑形:石膏包扎完后,应用手掌抚平,力量均匀的按肢体轮廓进行塑形,以增强石膏绷带对肢体的固定性能。切不可用手指抓提,更不能用手按压,以免局部石膏凹陷形成压迫,造成肢体血液循环障碍或产生压迫性溃疡。

(4) 修剪石膏边缘:用石膏剪剪去石膏边缘多余部分,将衬垫从内面向外拉出一些,包裹住石膏边缘,充分暴露不在固定范围内的关节及指(趾),以便观察肢体感觉、运动和血液循环情况。同时,有利于这些部位的功能锻炼。

(5) 标记:用记号笔在石膏外侧注明石膏固定的时间及计划拆石膏的时间。

(6) 石膏的拆除、开窗:用笔在石膏表面标记切开路线后,用刀或锯沿内斜方向切开石膏,边切边向上提拉。

【操作后护理】

1. 石膏干固前 石膏绷带卷遇水时软化,约10~20分钟结晶而硬化。完全干燥、硬固需24~72小时。未完全干固前,容易发生断裂或受压引起凹陷变形。

(1) 加快干固:夏天,暴露于空气中,不加覆盖,开窗通风。天冷时,提高室温,可用烤灯(箱)、热风机或红外线照射加速石膏干燥。小儿神志不清,麻醉未醒或不合作者,不要烘烤。注意避免烫伤。

（2）保持石膏完整

1）不要按压石膏或将石膏固定的患肢放置在硬物上,可用覆盖防水布的软枕妥善垫好,维持至石膏完全干固。

2）搬运及翻身时,注意用手掌平托石膏固定肢体。抬高患肢时,应托住主要关节,以防关节活动引起石膏断裂。

（3）抬高患肢:石膏固定后,应抬高患肢高于心脏水平,以利于静脉回流,减轻肢体的肿胀、出血。

（4）观察肢端循环及神经功能:石膏固定后的 48 小时内注意观察肢体远端的血运、感觉和运动情况,如有剧痛、感觉麻木或肢端出现发绀、温度降低、肿胀等血循环障碍异常情况,应报告医师及时处理。石膏内非骨折部位有局限性疼痛,经观察不缓解时,应及时在疼痛处开窗减压,预防压迫性溃疡发生。

（5）注意石膏内渗血情况,沿血迹边界用不同色笔圈画标记,并注明日期、时间。如发现血迹边界不断扩大,则为继续出血的征象,须向医师报告。

2. 石膏干固后

（1）防止石膏折断:按其凹凸的情况垫好软枕头。在搬运、翻身或改变体位、清洁时,仍须注意保护石膏,以防在关节部位变形、折断。

（2）保持石膏的清洁、干燥:会阴部及臀部附近,尤其是小儿的蛙式石膏,容易被大小便污染,应保持石膏的清洁。如果石膏外面染上污垢,应即用毛巾沾少量洗涤剂及清水擦拭。清洁后立即擦干。擦拭时,水不可过多,以免石膏软化。污染严重的石膏应及时更换。

（3）保持有效固定:肢体肿胀消退或肌肉萎缩时应根据需要重新更换。

（4）并发症的观察及护理

1）压疮：石膏绷带包扎压力不均匀，使石膏凹凸不平或关节塑形不好；石膏未干透前变形，使石膏内衬不平整等，都可使石膏内壁对肢体某部位造成固定的压迫，进而形成压疮。保持床单位清洁、干燥，定时翻身、变换体位，注意避免拖拽动作。

2）肢体远端血循环障碍及骨筋膜室综合征：石膏固定时包扎过紧或肢体进行性肿胀，可造成肢体远端血循环障碍至骨筋膜室内压力增高，导致肌肉缺血、坏死，出现骨筋膜室综合征。进而导致肢体坏疽或缺血性肌挛缩。

石膏绷带包扎时不可过紧。寒冷季节要注意石膏固定肢体部位的保暖，以免影响患肢远端血运。出现骨筋膜室综合征应立即放平肢体，全层剪开固定的石膏，间隙处填充棉花并用纱布绷带包扎。若不缓解，拆除石膏，甚至行肢体切开减压术。

3）关节僵硬：大型石膏固定范围较大，固定时间较长，肢体关节内外组织发生纤维粘连，同时关节囊和周围肌肉挛缩，造成关节活动不同程度障碍。鼓励、协助患者进行功能锻炼。

4）废用性骨质疏松与泌尿系结石：长期卧床发生失用性骨质疏松，大量钙盐从骨中逸出进入血液，且从肾排出，不利于骨的修复和骨折愈合，且容易造成泌尿系结石。鼓励患者加强功能锻炼，多饮水。

5）化脓性皮炎：因固定部位皮肤不洁，有擦伤及软组织挫伤，或因局部压迫而出现水疱，破溃后可形成化脓性皮炎。

石膏固定前注意彻底清洁皮肤。石膏固定后，注意观察石膏边缘皮肤有无擦伤及刺激现象，受压点给予按摩。告知患者不要将任何物品伸入石膏下面抓痒，以免皮肤破损。如有局部压迫症状或石膏内有腐臭气味，及时开窗处理或更换石膏。

6）石膏综合征：石膏背心固定术的患者，由于上腹部包裹过紧，影响进食后胃的容纳和扩张，可导致腹痛、呕吐。胸部石膏包裹过紧,可出现呼吸窘迫、发绀等。

石膏绷带包扎时不可过紧,且上腹部应充分开窗。嘱患者少量多餐,避免进食产气多的食物。严重者,立即拆除石膏,给予吸氧、禁食、胃肠减压、静脉补液等处理。

7)其他:坠积性肺炎、便秘、泌尿道感染等并发症,加强观察,及时处理。

患者需定时翻身、拍背,鼓励患者咳嗽、咳痰。鼓励患者多饮水、多进食水果、粗纤维食物,并加强锻炼。

(5)加强患肢功能锻炼:固定部位的肌肉在石膏内做等长舒缩活动,加强未固定关节部位的功能锻炼,定时翻身,防止和减少肌肉萎缩,预防失用综合征如骨质疏松、关节僵硬。

(6)石膏的拆除

1)拆石膏前需向患者解释:石膏锯不会切到皮肤,使用时可有振动、压迫及热感,但无痛感。由于长时间固定不动,开始活动时肢体可能产生一些新的不适或疼痛,以后逐渐减轻。

2)石膏拆除后,石膏下的皮肤较为敏感,嘱患者避免搔抓,可用温水清洗,涂抹油脂保护皮肤,6~8小时或以后用温皂液清洗,每天局部肌肉按摩2~3次。

操作2　牵引术

【目的】

1. 骨折、脱位的复位,并维持复位后的位置。

2. 挛缩畸形肢体的矫正。

3. 炎症肢体的制动,以减轻疼痛,防止畸形。

4. 解除肌肉痉挛,作为手法复位或手术治疗前准备。

【适应证】

1. 轻、中度突出的椎间盘复位。

2. 骨结核、骨髓炎、瘤样病损、骨肿瘤的患肢相对固定。

3. 矫正和预防关节屈曲挛缩畸形,辅助矫正脊柱侧凸畸形。

4. 局部炎症的肢体制动。

5. 肌肉痉挛,肢体肿胀,修复软组织。

6. 骨折、关节脱位的复位与固定。

7. 患肢伤口的观察、冲洗和换药。

【禁忌证】

1. 对胶布或泡沫塑料过敏者禁用皮牵引。

2. 牵引处局部皮肤受损,有炎症或开放性创伤污染严重者。

3. 牵引部位局部骨骼有病变及严重骨质疏松者。

4. 牵引部位切开复位的。

【操作前准备】

牵引的方法有皮肤牵引、骨牵引两种。

1. 物品准备

(1) 皮肤牵引:应备宽面胶布、纱布绷带(成人用 10cm 宽,小儿用 6.6cm 宽)、牵引扩张板(大、中、小)、安息香酸酊、海绵牵引带、牵引辅助兜带(枕颌吊带、骨盆牵引吊带)、抬高床位的支垫物、牵引床、牵引架、牵引绳、牵引重量、滑车等。

(2) 骨牵引:骨牵引器械包(内备骨圆针和克氏针、手摇钻、骨锤)、切开包、牵引弓等手术器械。抬高床位的支垫物、牵引床、牵引架、牵引绳、牵引重量、滑车等。

2. 操作者准备

(1) 向患者说明牵引的目的及操作过程中需配合的注意事项,以取得患者的同意与配合。

(2) 测量肢体的长度、周径、宽度,预定胶布的长宽尺寸及纱布绷带数量。根据患者年龄或体格大小,选择扩张板的型号。

(3) 查看 X 线摄片,确定牵引的部位。

(4) 戴好帽子、口罩,洗手。

(5) 行骨牵引过程中应遵守无菌操作原则。

3. 患者准备

(1) 皮肤准备:牵引肢体局部的皮肤必须用肥皂水和清水

擦洗干净,汗毛重的患者需剃毛。行颅骨牵引时,用备皮刀架剃除头颅全部毛发,洗净头皮。术者给予皮肤消毒,铺消毒巾。

(2)询问患者药物过敏史,若使用普鲁卡因需做皮试。

(3)体位准备:牵引前摆好患者体位。尺骨鹰嘴牵引需将患者上肢提起,肘关节90°屈曲位固定。股骨髁上牵引需将患者伤肢放在牵引支架上。胫骨结节牵引,将患者伤肢放在牵引支架上,助手用双手牵引踝部固定伤肢,以减少患者痛苦和防止继发性损伤。跟骨牵引踝关节需保持正中位置。颅骨牵引将患者置于仰卧位,颈部两侧加以固定。

【操作程序】

1. 皮牵引

(1)胶布固定牵引(图 11-2):用于小儿和老年患者的四肢牵引。皮牵引重量一般为体重的 1/10,重量一般不超过 5kg。局部皮肤涂以安息香酸酊(婴幼儿除外),以增加粘合力及减少对胶布过敏。在骨隆突处加衬垫,防止局部压迫。沿肢体纵轴粘贴劈裂的宽胶布于肢体两侧并使之与皮肤紧贴,平整无皱褶。胶布外用绷带缠绕,防止松脱。纱布缠绕时要从远心端开始向近心端行进。开始环绕的几匝不可靠近骨突部。将牵引绳

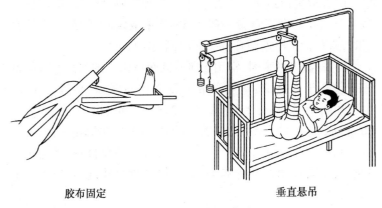

胶布固定　　　　　　　　垂直悬吊

图 11-2　胶布固定牵引

一端拴在脚底部放置的扩张板中央,另一端通过床上安装的滑轮架加上牵引重量,患肢两侧用沙袋制动进行皮牵引。时间一般为2~4周。根据需要给予抬高床尾10~15cm。

（2）海绵带牵引（图11-3）:将海绵带平铺于床上,需牵引的肢体用衬垫包裹,骨突处垫以棉花或纱布,将肢体包好,扣上尼龙搭扣,拴好牵引绳。安装牵引架,上重锤,并悬离地面。

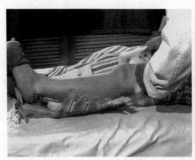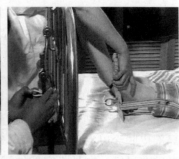

图 11-3　海绵带牵引

（3）兜带牵引

1）枕颌带牵引:用于颈椎病、颈椎半脱位、颈椎结核等治疗。患者取坐位或卧位。用枕颌带兜住下颌及后枕部,以枕部为主要力量。牵引重量一般3~5kg。采取定时、间歇牵引。牵引时,避免带子压迫两耳及头面两侧（图11-4）。

2）骨盆水平牵引:常用于腰椎间盘突出症的治疗。将骨盆兜带包托于骨盆,在骨盆兜带上加7~15kg重量,持续2~3周。也可间断牵引,每天2次,每次1~2小时。牵引时,抬高床尾端20~25cm以产生反牵引力。若不抬高床尾,则需固定上身,可将特制胸部兜带拴在床架上。牵引时,吊带必须合身,骨盆吊带的拉力主要作用在髂骨翼上,必须保护骨突部,以防发生压疮（图11-5）。

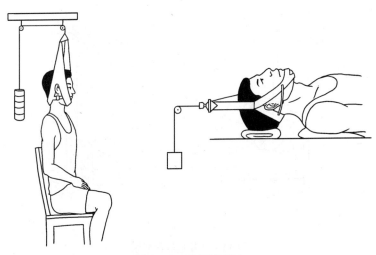

图 11-4 枕颌带牵引

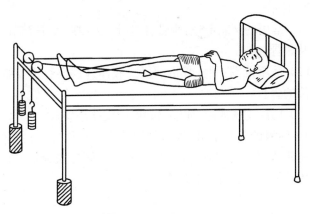

图 11-5 骨盆水平牵引

3）骨盆悬吊牵引：用于骨盆骨折有分离移位者。将兜带从后方包托住骨盆，前方两侧各系牵引绳，交叉至对侧上方通过滑轮及牵引支架进行牵引。牵引重量以臀部刚好抬离床面为宜（图 11-6）。

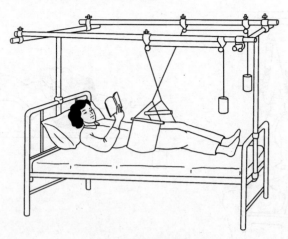

图 11-6 骨盆悬吊牵引

2. 骨牵引

（1）常用的穿刺部位：颅骨骨板，尺骨鹰嘴、胫骨结节，股骨髁上及跟骨。

（2）适用范围：颈椎骨折、脱位，肢体开放性骨折及肌肉丰富部位的骨折。

（3）局部皮肤消毒，铺巾、局麻：做皮肤小切口。

1）四肢的骨牵引：协助医师摆放固定患肢体位；协助医师用钻将牵引针钻入骨质，并穿过骨质从对侧皮肤穿出。针孔处皮肤用乙醇纱布覆盖（图 11-7）。

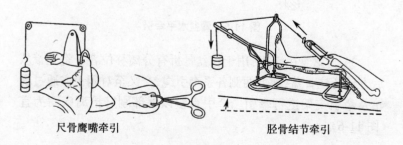

尺骨鹰嘴牵引　　　　　　　胫骨结节牵引

228

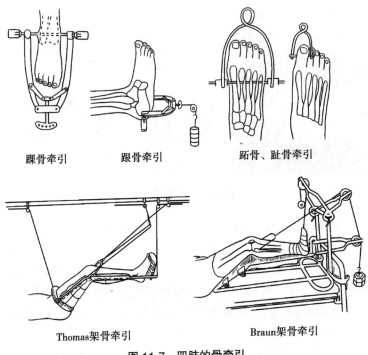

踝骨牵引　　　　跟骨牵引　　　　　跖骨、趾骨牵引

Thomas架骨牵引　　　　　　　Braun架骨牵引

图 11-7　四肢的骨牵引

2）颅骨牵引：首先消毒后定位进针部位，颅骨牵引在两耳后乳突之间划一冠状线，再沿鼻尖到枕外粗隆做一条矢状线，将牵引弓的交叉部位对准冠状线与矢状线的相交点，沿冠状线充分撑开牵引弓，两端钩尖在冠状线上的落点即是钻孔位置。用2% 利多卡因在钻孔点给予局麻，做 1cm 长切口，用颅骨钻头钻穿颅骨外板，钻通时有落空感。再将牵引弓两侧的弓钩尖插入此孔，旋紧固定螺丝，用无菌纱布覆盖针孔，并点滴 75% 乙醇预防感染。用蜡绳挂住牵引弓轴，穿过床头滑轮架，牵引重量一般为 6~8kg。抬高床头 20cm 左右（图 11-8）。

（4）安装相应的牵引装置

牵引床：一般采用特制骨科硬板牵引床。

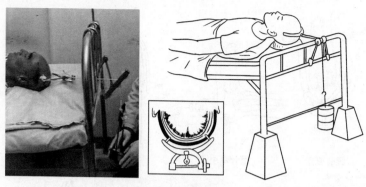

图 11-8 颅骨牵引

牵引架:种类众多,有勃朗-毕洛朗式架、托马式架、琼斯架、机械螺旋式架和双下肢悬吊牵引架等。

系上牵引绳,通过滑车,加上所需重量进行牵引。牵引重量根据病情和部位确定,一般颈椎骨折和脱位为 3~5kg,肱骨骨折为体重的 1/20~1/15,胫骨骨折为体重的 1/15~1/10,股骨为体重的 1/8~1/7。

(5)防止损伤:牵引针的两端要加强保护,以免刺伤皮肤或划破被褥。

【操作后护理】

1. 向患者和家属说明牵引的注意事项,加强护患沟通,及时解决患者不适,使患者主动配合治疗,维持有效牵引。

2. 密切观察血液循环情况,防止骨筋膜室综合征。四肢的牵引,尤其是皮牵引患者,注意牵引的患肢皮肤色泽、温度、桡动脉或足背动脉搏动、毛细血管充盈情况、指(趾)活动情况、有无被动伸指(趾)痛和麻木,及时发现骨筋膜室综合征。

3. 保持有效的牵引

(1)保持反牵引

1)抬高床尾或床头:一般皮肤牵引抬高床尾 10~15cm,骨牵引抬高床尾 20~25cm,颅骨牵引抬高床头 20cm。

2）牵引过程中,应随时调整患者身体位置。身体过分向床头或床尾滑动以致头或脚抵住了床头或床尾栏杆,将失去反牵引作用,应及时纠正。

（2）牵引重量根据病情决定,不得随意增减。牵引重量应保持悬空,着地、靠床栏上,都会失去牵引的作用。

（3）牵引绳不可脱离滑轮,要与患肢在一条轴线上。牵引绳不能负重,不能被用物、被服压住。

（4）皮牵引患者应注意胶布及绷带有无过紧、松散或脱落,随时给予调整。

（5）颅骨牵引时,应将颅骨牵引弓的螺母定期拧紧,防止脱落。

4. 抬高患肢,保持躯干、骨盆、患肢的三点一线的位置,防止畸形。

5. 滑动牵引要定期测量患肢长度,并与健侧对比,以免导致过度牵引,影响骨的愈合。

6. 牵引常见的并发症

（1）皮肤水疱、溃疡、压疮:水疱多因胶布粘贴皮肤过敏引起;溃疡多发生在胶布边沿的部位,多因胶布拉扯引起;牵引患者卧床时间长,不宜变换体位,容易发生压疮。

（2）血管和神经损伤:多因骨牵引穿针时,进针部位错误,定位不准引起。

（3）牵引弓的脱落:因颅骨牵引钻孔太浅,未钻透颅骨外板,或未按要求检查并拧紧螺母,可致颅骨牵引弓脱落。

（4）牵引针眼感染:针眼处血痂被清除,或牵引针松动来回滑动可引起针眼感染。

（5）关节僵硬:多因患肢长期固定,缺乏功能锻炼,关节周围组织浆液纤维性渗出和纤维蛋白沉积,发生纤维性粘连及关节囊和周围肌肉挛缩所致。常伴骨质脱钙及废用性肌萎缩。

（6）足下垂:腓总神经受压后可导致足背伸无力,而发生垂足畸形。下肢水平牵引时,踝关节呈自然足下垂位,若不将踝关节置于功能位,加之关节不活动,跟腱与关节挛缩,就会产生足下垂畸形。

（7）颅内血肿:颅骨牵引钻孔太深,钻透颅骨内板,损伤血管,可形成颅内血肿。

（8）呼吸、泌尿系统并发症:年老体弱者易发生泌尿系统感染及坠积性肺炎。

7. 皮肤护理　皮牵引时,应在骨隆突部位垫棉垫,防止摩擦,如患者对胶布过敏或粘贴不当出现水疱,应及时处理。枕颌兜带牵引时,务必注意不可压迫两耳及头面两侧。发生溃疡,小面积按一般换药法处理,大面积须除去胶布暂停皮牵引。

8. 预防骨牵引针眼感染　针眼每日滴75%乙醇2次,无菌敷料覆盖。穿针处如有分泌物或痂皮,应用棉签将其擦去,防止痂下积脓。已有感染者则应设法使之引流通畅,感染严重时须拔去钢针,改换位置牵引。发现牵引针向一侧偏移,可用碘酒和乙醇消毒后调至对称,或及时告知医师。

9. 注意牵引肢体的保暖。

10. 正确进行肢体功能锻炼,促进血液循环,防止关节僵硬。

操作3　小夹板固定术

【目的】
固定骨折,制动肢体。

【适应证】

1. 肱骨、尺桡骨、胫腓骨、桡骨远端以及踝关节等部位的骨折。

2. 四肢开放性骨折,创面小或经处理闭合伤口者。

3. 陈旧性四肢骨折运用手法整复者。

【禁忌证】

1. 创面较大的开放性骨折。

2. 难以整复的关节内骨折。

3. 关节附近的骨折。

4. 股骨骨折。

5. 皮肤广泛性擦伤。

6. 肢体严重肿胀，患肢远端脉搏微弱，末梢血循环较差，或伴有动脉、静脉损伤者。

7. 患肢有神经损伤症状，局部加垫易加重神经损伤。

【操作前准备】

1. 根据骨折的具体情况，选好适当的夹板、软质固定衬垫、绷带、棉垫和束带等。

夹板的宽度比患肢的周径要小，约为患肢的同一平面周径的 3/5~4/5。

2. 向患者及家属交代小夹板固定后注意事项。

3. 清洁患肢，皮肤有擦伤、水疱者，应先换药或抽空水疱。

【术中配合】

1. 患肢复位后，包扎内衬棉纸或纱布绷带 1~2 层。内层用 6cm×8cm 绷带，内层绷带与夹板等长；固定夹板的外层绷带，上肢骨折用 6cm×6cm，下肢骨折用 6cm×8cm。

根据骨折的类型及移位情况放置固定垫，并用胶布固定，以免滑动。

骨隆突处用棉垫保护。

2. 安放夹板　协助医师扶托患肢，将夹板按上、下、外侧、内侧的顺序放置于骨折肢体的四周部位，并用 3~4 根束带捆缚，固定夹板位置。小夹板之间有 1.5~2cm 的空隙。

3. 捆绑束带时用力要均匀，松紧适度，以束带在夹板上可以不费力地远近移动 1cm 为宜。

4. 在麻醉未失效时，搬动患者应注意防止骨折再移位。

【操作后护理】

1. 夹板固定后，应密切观察患肢远端的感觉、运动、血液循环情况。如有剧痛、严重肿胀、青紫、麻木等,应随时报告医师及时处理。

2. 抬高患肢,以利于肢体血液回流,减轻疼痛与肿胀。离床活动时,用三角巾悬吊于胸前。

3. 注意防止并发症的发生

(1)骨筋膜室综合征:小夹板外固定中最容易发生,是危害最严重的并发症。主要原因:

1)夹板包扎过紧。

2)骨折复位不良,血管受压未及时解除。

3)局部损伤严重,骨折后又反复粗暴、不正确地复位。

(2)压迫性溃疡:多发生在夹板两端或骨骼隆突部位,由于夹板边缘粗糙坚硬、摩擦挤压皮肤,或夹板过紧、衬垫不当、压力垫硬厚,使肢体局部血液循环差,导致缺血发生坏死、溃疡。

4. 每天检查夹板松紧度。束带仍以能远近移动 1cm 为宜。如果肢体肿胀减轻导致夹板松动,应适当捆紧。捆绑过松,会致固定作用失效;捆绑过紧,可能造成肢体软组织或血管、神经等受压致伤。

5. 告知患者伤肢肿胀的高峰时间为伤后的 3~5 天。注意观察肢端血运情况。根据当时受伤时间长短及肿胀程度告诉患者复诊日期。固定后 2 周内,每周酌情透视或拍 X 光片 1~2 次,如骨折出现移位,应及时纠正或重新复位。必要时改做石膏固定。避免发生错位愈合。2~3 周后如骨折端已有纤维连接可每周在门诊复查 1 次,直至骨折临床愈合。

6. 按骨折部位、骨折类型、愈合情况指导患者做好患肢功能锻炼。

操作4　开窗减压引流术

【目的】

1. 引流脓液,减少全身感染症状。

2. 防止骨髓炎由急性期向慢性阶段发展及死骨形成。

【适应证】

1. 急性骨髓炎应用抗生素等全身治疗不见显著效果者。

2. 急性骨髓炎不能控制局部症状者。

3. 局部穿刺证实有骨膜下脓肿者或 X 线片示骨膜下阴影增厚者。

4. 骨膜下脓肿穿破到软组织并形成脓肿者。

【禁忌证】

1. 全身情况衰弱、贫血、病情重危或有中毒性休克者。

2. 对手术麻醉不能耐受者。

【操作前准备】

1. 物品准备　电钻、4mm 钻头、骨刀、无菌引流管 2 根。

2. 操作者准备

（1）向患者说明开窗的目的及意义，以取得患者的同意与配合。

（2）按照手术室对术者的要求准备。

3. 患者准备

（1）控制感染：联合应用足量、敏感的抗生素。

（2）全身情况衰弱、贫血、病情重危或有中毒性休克者，应积极输血、输液，纠正脱水、酸中毒等，待病情好转后手术。

（3）做好术前准备。

（4）体位：仰卧位，患肢制动。

【操作程序】

手术步骤：以胫骨上端骨髓炎为例。

1. 切开　在干骺端前内侧处或压痛最明显处做纵行切口，长 3~5cm（图 11-9）。

2. 钻孔探查　切开皮肤，常可发现骨膜水肿、肥厚或被骨膜下脓肿所抬起。如有骨膜下脓肿，经穿刺证实即纵行切开骨膜引流出脓液并送培养。若无脓液，也常可见病变区皮质骨轻

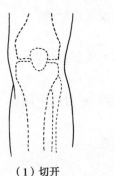（1）切开　　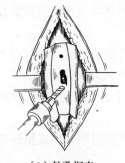（2）钻孔探查　　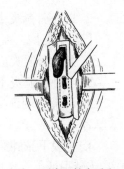（3）"开窗"扩大引流

图 11-9　开窗减压引流术

度粗糙,色泽灰白。向两端各剥离骨膜 2cm,不宜范围过广,以免破坏骨密质的血液循环,在干骺端以 4mm 口径的钻头钻孔数个,直达骨髓腔,以查看有无骨髓腔脓肿。如髓腔无脓液溢出,钻孔已达到减压作用,局部放置抗菌药物后缝合切口。

3. "开窗"扩大引流　探查骨髓腔如有脓液溢出,可将各钻孔连成一片,用电锯或骨刀去除 1cm 宽、适当长度的部分骨密质,即开窗。注意勿剥离骨膜。

4. 放置引流、缝合　吸净脓液,用生理盐水冲洗,除去坏死组织和游离的碎骨片(不可做诊刮,以免感染扩散)。置入青霉素、链霉素粉剂或其他敏感抗生素后,松松缝合切口,切口深部放置引流管以利术后引流、冲洗和注药治疗。脓多腔大者,骨髓腔内放置 2 根引流管闭合灌洗负压引流。对骨破坏严重、脓液黏稠者,伤口不缝合,填充碘伏纱条,5~10 天后再做延迟缝合。

【操作后护理】

1. 病情观察　观察生命体征及神志变化;注意邻近关节有无红、肿、热、痛或积液出现。

2. 患肢做牵引或外固定制动,抬高患肢到急性症状消退为止。骨破坏严重、范围大者,应用包括病骨两端关节的石膏外固定进行有效的制动,防止病理性骨折发生。一般在 1~2 天后摄

片复查。

3. "开窗"引流的护理

（1）妥善固定冲洗、引流装置,保证引流通畅。拧紧各连接接头,翻身时妥善安置管道,以防脱出;躁动患者适当约束四肢,以防自行拔出;保持伤口部位的冲洗管位置在引流管之上,以利引流。

（2）冲洗液的输液瓶应高于伤口 60~70cm,引流瓶应低于伤口 50cm,置于低位的引流管接负压吸引瓶,并保持负压状态。

（3）钻孔或开窗引流术后用 1500~2000ml 的抗生素溶液做连续 24 小时快速（呈流水样）灌洗。24 小时后,每 2 小时快速冲洗 1 次,维持冲洗直至引流液澄清。

（4）观察和记录引流液的性质、颜色及量,记录出入量。

（5）严格无菌操作,防止发生逆行感染。

（6）拔管指征:引流管须留置 3 周。①关节周围无红肿,体征消失;②引流液澄清;③体温正常 3 天以上,引流液 3 次常规检查及细菌培养均为阴性方可拔管。

拔管前,停止灌洗,继续用负压吸引引流 1~2 天。伤口无渗液时拔除引流管。拔管后,每天伤口换药。

4. 开放引流的伤口,经换药后分泌物不多、创面肉芽健康,可做延期缝合。

附:负压封闭引流技术（Vacuum sealing drainage,VSD）

VSD 是指用内含有引流管的聚乙烯乙醇水化海藻盐泡沫敷料来覆盖或填充皮肤、软组织缺损的创面,再用生物半透膜对之进行封闭,使其成为一个密闭的空间,最后再将引流管连接负压,通过可控的负压引流来促进创面愈合的一种全新的治疗方法。

【目的】

封闭创面,预防感染;吸收组织液,减轻组织水肿,刺激肉芽生长。修复各类不能 I 期缝合的复杂的创面,加速创面的愈合,提高治愈效果及手术成功率。

【适应证】

适用于各种无菌创面、污染创面、感染创面及死腔的处理。

1. 重大软组织挫裂伤及软组织缺损。

2. 大的血肿及积液。

3. 骨筋膜室综合征。

4. 开放性骨折可能合并感染者。

5. 骨和内固定的外露。

6. 已多次手术的难治性骨感染。

7. 关节腔感染需要切开引流。

8. 急、慢性骨髓炎开窗引流。

9. 体表肿胀及化脓性感染。

10. 手术切口感染。

11. 预防植皮术后的植皮区感染。

12. 糖尿病溃疡、压疮。

【禁忌证】

1. 癌性溃疡的伤口。

2. 活动性出血伤口。

3. 特异性感染的伤口。

【操作前准备】

1. 物品准备 床旁备好 VSD 专用负压吸引装置,保持性能完好。心电监护仪、氧气导管。

2. 操作者准备

(1)向患者说明使用 VSD 治疗的目的及意义,以取得患者的同意与配合。

(2)评估患者身体状况,改善患者营养状态,提高对手术的耐受性。

(3)将患者创面分泌物做细菌培养加药物敏感试验,合理应用抗生素,控制感染。

（4）进手术室手术,需严格遵守无菌技术操作的要求进行术前准备。

3. 患者准备

（1）常规术前准备。

（2）备血。

（3）手术当天早晨禁食禁饮。

【操作程序】

1. 协助医师彻底清创。

2. 清创后,放置内含有引流管的聚乙烯乙醇水化海藻盐泡沫敷料(VSD)来覆盖创面,缝合创面(图 11-10);再用生物半透膜封闭创面及 VSD 膜敷料,使其成为一个密闭的空间(图 11-11)。

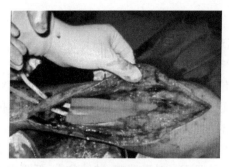

图 11-10　放置 VSD 泡沫敷料

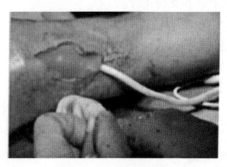

图 11-11　VSD 治疗

3. 将引流管连接负压吸引装置,根据创面调节最佳负压值并保持恒定。敷料与膜明显塌陷,说明负压状态良好(图 11-12)。

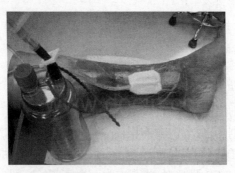

图 11-12　VSD 负压吸引

【操作后护理】

1. 严密观察生命体征及肢端血运情况。

2. 一般护理

(1)卧位:抬高患肢,将患肢高于心脏水平 20~30cm,有利于静脉及淋巴回流,减轻患肢肿胀,减轻疼痛。骨折的患者,注意患肢摆放时的功能位,防止足下垂。

(2)饮食:少量多餐。给予高热量、高蛋白、高维生素、多粗纤维的食物,忌烟酒。对于消瘦、持续贫血、低蛋白血症、胃纳差者,必要时给予营养支持治疗。

3. VSD 引流的护理

(1)妥善固定:患者活动时,防止牵拉引流管,定时检查薄膜的完整性及密闭性。

(2)保持通畅

1)定时查看负压状态,避免负压吸引装置漏气及压力改变,确保负压有效,即泡沫敷料明显塌陷,触摸无波动感,引流区无积液状态。如覆盖敷料鼓起或看不见引流管,应检查是否漏气或引流不畅。

2）避免引流管扭曲、打折、受压、阻塞。如有血凝块、坏死组织等造成阻塞,关闭负压吸引器,逆行缓慢注入无菌生理盐水浸泡,待阻塞物软化后,重新连接负压吸引器,如多次操作仍不能解除阻塞,应更换引流管。如为吸引器故障,应及时更换负压吸引器。

3）负压瓶放置应低于创面 20~30cm。

4）引流瓶内的引流液超过瓶的 1/2 时,应及时倾倒。

（3）观察并记录引流液的色、量、性质及气味。正常引流液为暗红色血性液,每天 20~200ml。若有大量鲜红色液体引出,并且每小时超过 100ml,患者伴有进行性血压下降,脉搏细速,面色苍白,四肢厥冷,烦躁等表现,提示有活动性出血,应及时报告医师,终止吸引。

（4）更换引流瓶及敷料时,严格无菌操作。由于覆盖创面的薄膜透气及透湿性能有限,易发生厌氧菌感染,7~10 天更换敷料一次。每周对引流液进行细菌培养一次。

（5）换药时,观察创面有大量新鲜肉芽组织生成,即可行游离植皮或皮瓣移植术（图 11-13,图 11-14）。

4. 心理护理　耐心向患者及家属讲解 VSD 相关知识;多与患者沟通,主动协助患者完成部分生活自理内容,减轻患者的焦虑,增强治疗的信心。

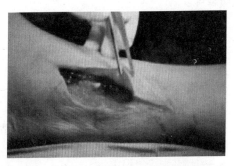

图 11-13　VSD 拆除后的肉芽组织

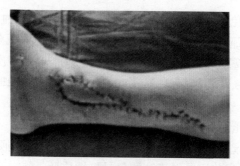

图 11-14　皮瓣转移术后

5. 健康指导

（1）指导患者及家属维护 VSD 引流，告知翻身时不能牵拉、压迫、折叠引流管。不能擅自调节负压引流的压力，以免负压无效，达不到治疗效果。

（2）患肢出现瘙痒、疼痛时，不能随意搔抓、揭开覆盖的敷料，以免发生感染。

（3）引流管出现异常声音、薄膜破裂，应及时告知医务人员进行处理。

（4）加强功能锻炼。为促进血液循环，防止静脉血栓形成及关节僵硬、肌肉萎缩，指导患者进行远端关节的屈伸、旋转练习及肌肉的等张收缩运动。指导患者循序渐进的进行关节部位的主动与被动锻炼。

项目三　护资考场自测

A2 型题

1. 魏先生，52 岁，左外踝骨折，遵医嘱予石膏固定 6 周，该患者拆除石膏时最容易发生的并发症是（　　　）

A. 关节僵硬　　　　B. 创伤性关节炎　　　C. 骨折延迟愈合

D. 骨化性肌炎　　　E. 缺血性肌挛缩

2. 李女士,53岁,因肱骨干骨折入院。伤后局部软组织肿胀明显。手法复位后行石膏固定。术后护士应注意观察肢端血运。若有血运障碍,最不可能发生的表现(　　　)

A. 疼痛　　　　　　B. 肿胀　　　　　C. 发绀

D. 皮温升高　　　　E. 脉搏减弱或消失

3. 金先生,因脊柱骨折行躯干石膏固定。固定后患者出现持续性恶心、反复呕吐,腹胀及腹痛,可能为(　　　)

A. 急性胃肠炎　　　　　　　B. 骨筋膜室综合征

C. 急性肠梗阻　　　　　　　D. 石膏综合征

E. 急行阑尾炎

4. 陈女士,前臂行石膏绷带包扎后1小时,自觉手指剧痛,护士观察见手指发凉、发绀,不能自主活动。首先考虑的是(　　　)

A. 室内温度过低　　　　　　B. 石膏绷带包扎过紧

C. 神经损伤　　　　　　　　D. 体位不当

E. 静脉损伤

5. 王先生,50岁,右肱骨干骨折术后,护士指导患者进行早期功能锻炼,解释其优点,以下不正确的是(　　　)

A. 促进患肢血液循环,消除肿胀

B. 减少肌萎缩

C. 防止骨质疏松

D. 防止关节僵硬

E. 有利于骨折愈合

6. 梁先生,24岁,车祸致左股骨开放性骨折,局部畸形,骨折端外露,伤口活动性出血,不妥的现场急救措施是(　　　)

A. 将外露的骨折端现场复位

B. 用清洁的布类加压包扎伤口

C. 就地取材固定患肢

D. 检查有无其他合并伤

E. 迅速送往附近医院

7. 陆女士,38 岁,交通意外致胫腓骨双骨折,予长腿石膏固定 7 小时,护理人员在交接班时最应注意观察的是( )

A. 石膏松脱　　　B. 石膏变形　　　C. 骨折再移位

D. 血液循环受阻　　E. 压迫性溃疡

8. 邱先生,21 岁,因斗殴致左肱骨干骨折,护士应注意观察易伤及的神经是( )

A. 腋神经　　　　B. 肌皮神经　　　C. 正中神经

D. 尺神经　　　　E. 桡神经

9. 崔先生,35 岁,2 小时前滑冰时不慎跌倒,查体见右手小指与环指掌指关节过伸,指间关节屈曲,呈"爪形手"畸形,请问导致该畸形的主要原因是( )

A. 肱骨髁上骨折　B. 肘关节脱位　　C. 正中神经损伤

D. 尺神经损伤　　E. 桡神经损伤

10. 赵先生,40 岁,胫骨骨折石膏管型固定 8 小时后,诉患肢疼痛难忍。检查:肢端苍白,温度降低,足趾不能自主活动,应考虑( )

A. 骨折端移位　　B. 衬垫不妥　　　C. 继发感染

D. 血管受压　　　E. 体位不当

11. 王先生,60 岁,意外事故中致胫骨开放性骨折伴大出血,面色苍白,脉细速。现场急救应首先采取的措施是( )

A. 固定骨折　　　B. 输液　　　　　C. 止血

D. 止痛　　　　　E. 立即转送

12. 方女士,45 岁,右胫骨骨折行石膏管型固定 5 小时后,诉石膏管型内非骨折部位疼痛难忍,正确的护理措施是( )

A. 及时使用止痛药　　　　B. 在疼痛部位石膏开窗

C. 向石膏型内填棉花　　　D. 继续观察病情变化

E. 鼓励患者功能锻炼

13. 张先生,33 岁,因车祸导致股骨干骨折,行持续骨牵引,其护理哪项错误(　　)

A. 抬高床头 15~30cm
B. 每天用酒精滴牵引针孔
C. 保持有效的牵引作用
D. 定时测量肢体长度
E. 指导患者功能锻炼

14. 李先生,34 岁,塌方事故中发生骨盆、左股骨及胫腓骨多处骨折。接诊时首先应注意的并发症是(　　)

A. 休克
B. 脂肪栓塞
C. 骨折部位感染
D. 缺血性肌挛缩
E. 骨筋膜室综合征

15. 吴先生,39 岁,台阶上摔下致股骨干骨折,行胫骨结节牵引术,其牵引的重量应是(　　)

A. 不超过 5kg
B. 约为体重的 1/5~1/6
C. 约为体重的 1/7~1/8
D. 约为体重的 1/15
E. 约为体重的 1/20

16. 毛同学,7 岁,左膝部碰伤后 6 天开始持续高热、寒战,患肢活动受限。左胫骨上端剧痛,深压痛。血白细胞计数 $21 \times 10^9/L$,中性粒细胞 90%,X 线片正常。可能的诊断是(　　)

A. 左膝化脓性关节炎
B. 急性血源性骨髓炎
C. 急性蜂窝织炎
D. 膝关节结核
E. 创伤性关节炎

17. 朴同学,11 岁,被确诊为左股骨急性化脓性骨髓炎,需行局部灌洗治疗,护理措施中正确的是(　　)

A. 引流瓶接负压吸引
B. 引流管至少留置 4 周
C. 较粗的管子连接输液瓶
D. 左腿固定于外展中立位
E. 先拔引流管,后拔灌洗管

18. 张同学,9 岁,3 天前开始高热伴寒战,右大腿肿胀,局部疼痛,拒绝主动活动,检查后确诊急性化脓性骨髓炎。手术治

疗后,行局部灌洗,正确的护理措施是( )

A. 引流瓶低于床面 20cm   B. 冲洗液为普通生理盐水

C. 输液瓶应高于床面 1m   D. 每天灌洗 1000ml

E. 术后 24 小时内应快速滴入

19. 刘同学,5 岁,因高热、寒战、乏力、食欲不振 2 天,右侧胫骨疼痛和深压痛,确诊急性化脓性骨髓炎,行局部灌洗。该患儿灌洗可以停止的标志是( )

A. 体温正常

B. 局部肿胀疼痛消失

C. 灌洗持续 2 周

D. 引流液清澈,连续 3 次细菌培养阴性

E. X 线检查示胫骨恢复正常

20. 杨女士,40 岁,跑步时不慎跌倒,右腕剧痛,肿胀活动障碍,X 线检查示:桡骨远端骨折,方法复位后小夹板固定。患者的护理中不妥的是( )

A. 可早期进行患肢功能锻炼

B. 抬高患肢

C. 注意观察患肢的感觉运动及血运情况

D. 嘱咐患者定时复诊

E. 缚夹板的带结以不能上下移动为宜

A3/A4 型题

(1~4 题共用题干)

鲁女士,55 岁,摔倒后右手撑地,致右手臂疼痛、肿胀、不能活动。经检查后以肱骨骨折入院。

1. 肱骨中、下段骨折最容易合并的神经损伤是( )

A. 桡神经   B. 正中神经   C. 腓总神经

D. 腋神经   E. 尺神经

2. 若桡神经损伤,表现的畸形是( )

A. 拇指内收畸形　　　B. 垂腕畸形　　　　C. 足下垂

D. 猿手畸形　　　　　E. 骨间肌萎缩畸形

3. 关于石膏固定后的护理要点,下面不正确的是（　　　）

A. 适当抬高患肢

B. 观察肢体远端血液循环

C. 疼痛时,及时给予止痛剂

D. 石膏未干,用手指扶托,以防大面积压痕

E. 可进行肌舒缩活动及固定外的关节伸屈活动

4. 以下拆除石膏前、后的护理措施,不正确的是（　　　）

A. 在石膏拆除前,要拍 X 线片

B. 告诉患者拆石膏不会特别疼

C. 拆除石膏后,应尽可能进行功能锻炼

D. 拆除石膏后,应保持患肢呈下垂位

E. 拆除石膏后,应用油涂抹皮肤

（5~10 题共用题干）

何先生,68 岁,不慎跌倒后引起股骨颈骨折,应用皮牵引。

5. 皮牵引前准备的用物,以下不需要的是（　　　）

A. 扩张板　　　　　　B. 牵引重锤　　　　C. 牵引弓

D. 苯甲酸酊　　　　　E. 胶布、纱布绷带

6. 皮牵引时测量肢体长度,应从（　　　）

A. 坐骨结节至内踝下缘　　　　B. 坐骨结节至足跟

C. 髂前上棘至内踝下缘　　　　D. 髂前上棘至外踝下缘

E. 大转子至内踝下缘

7. 胶布牵引时用苯甲酸酊的目的是（　　　）

A. 清洁皮肤　　　　　　　　　B. 减轻肿胀

C. 缓解疼痛　　　　　　　　　D. 促进局部血液循环

E. 增加粘合力

8. 皮牵引的患者,应注意采取的护理措施,下列说法错误的是（　　　）

A. 满足患者正常生理需要

B. 及时调整胶布绷带,以防松脱

C. 保持扩张板位置正确

D. 有水疱时,可用注射器抽吸后换药

E. 每天检查牵引弓,拧紧螺母,防止牵引脱落

9. 皮牵引时应将患者的髋关节固定于(　　　)

A. 屈曲 30°~45°,内收 10°~20°,外旋 5°~10°

B. 屈曲 30°~45°,外展 10°~20°,外旋 5°~10°

C. 屈曲 30°~45°,外展 10°~20°,外旋 20°~30°

D. 屈曲 15°~20°,外展 10°~20°,外旋 5°~10°

E. 屈曲 15°~20°,外展 10°~20°,内旋 5°~10°

10. 该患者皮牵引已 1 周,应指导患者患肢进行的功能锻炼是(　　　)

A. 等张收缩运动　　B. 等长收缩运动　　C. 床上坐起练习

D. 下床站立练习　　E. 髋关节活动

参考答案

A2 型题

1. A　2. D　3. D　4. B　5. E　6. A　7. D　8. E

9. D　10. D　11. C　12. B　13. A　14. A　15. A　16. B

17. A　18. E　19. D　20. E

A3/A4 型题

1. A　2. B　3. D　4. D　5. C　6. C　7. E　8. E

9. D　10. B

(沈建英)